CONTRIBUTION A L'ÉTUDE

DES

# RÉTRÉCISSEMENTS DE L'URÈTRE

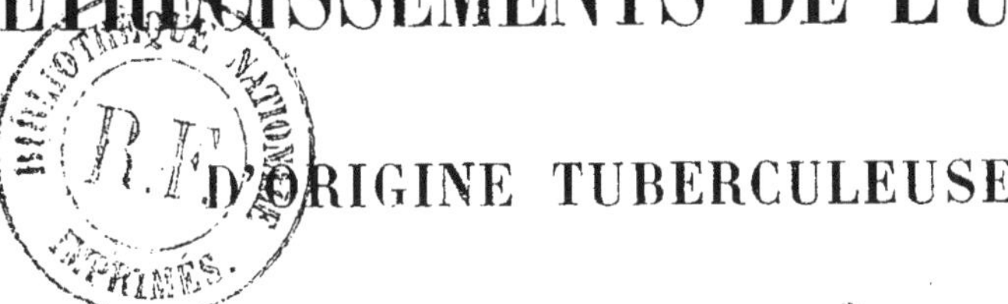

## D'ORIGINE TUBERCULEUSE

PAR

Le Dr Jules PERGE
Ancien Externe des Hôpitaux de Lyon.

LYON

A. REY & Cie, IMPRIMEURS-ÉDITEURS DE L'UNIVERSITÉ
4, RUE GENTIL, 4

1902

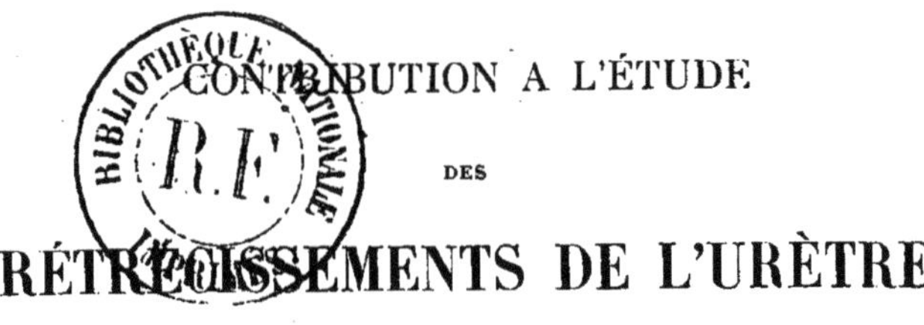



CONTRIBUTION A L'ÉTUDE

DES

# RÉTRÉCISSEMENTS DE L'URÈTRE

## D'ORIGINE TUBERCULEUSE

# CONTRIBUTION A L'ÉTUDE

DES

# RÉTRÉCISSEMENTS DE L'URÈTRE

## D'ORIGINE TUBERCULEUSE

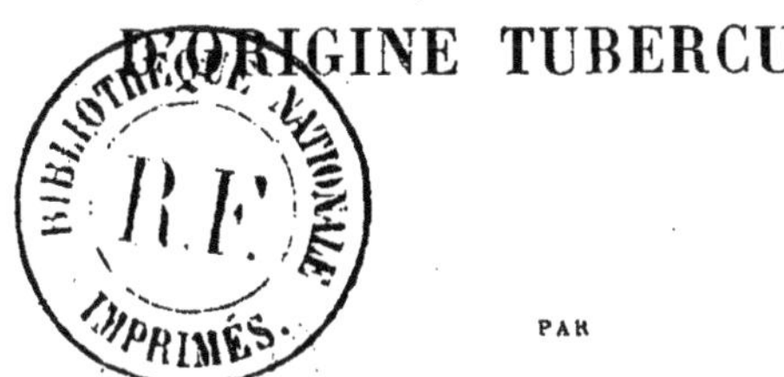


PAR

Le Dr Jules PERGE

Ancien Externe des Hôpitaux de Lyon.

LYON

A. REY & Cie, IMPRIMEURS-ÉDITEURS DE L'UNIVERSITÉ

4, RUE GENTIL, 4

—

1902

*Arrivé au terme de nos études, nous avons un devoir à remplir, nous devons remercier nos maîtres dans les hôpitaux pour les enseignements et les bons conseils qu'ils nous ont toujours prodigués.*

*Notre reconnaissance va tout d'abord à M. le professeur Maurice Pollosson qui a été notre premier maître. En acceptant la présidence de notre thèse, il nous fait un honneur auquel nous sommes très sensible et nous le prions de vouloir bien recevoir l'expression de nos sincères remerciements,*

*Nous avons été l'externe du regretté professeur Ollier. Toujours nous serons fier d'avoir suivi les enseignements d'un tel maître.*

*M. Bard, actuellement professeur de clinique à Genève, M. Auguste Pollosson, professeur agrégé à la Faculté et chirurgien à la Charité, ont droit à toute notre gratitude pour la bienveillante sympathie qu'ils nous ont prodiguée durant nos années d'externat.*

*Mais il est un maître qui nous restera cher entre tous, c'est M. le Dr Josserand, médecin des Hôpitaux. Le temps passé dans son service à l'Hôtel-Dieu nous a permis d'apprécier sa science profonde et son inaltérable bonté ; qu'il reçoive ici l'assurance de notre profonde reconnaissance.*

*M. Bérard, professeur agrégé à la Faculté, chirur-*

*gien des hôpitaux, a bien voulu nous fournir les éléments de notre travail et nous aider de ses conseils. Nous conserverons toujours le souvenir de sa bonté et de son extrême obligeance.*

*Enfin, nous remercions sincèrement notre ami, M. le Dr Beutter, pour le zèle et la complaisance avec lesquels il a mis à notre disposition sa parfaite connaissance de la langue allemande.*

---

CONTRIBUTION A L'ÉTUDE

DES

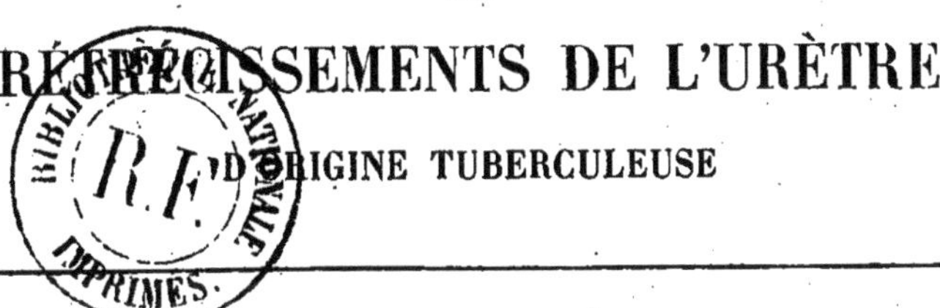

# RÉTRÉCISSEMENTS DE L'URÈTRE

## D'ORIGINE TUBERCULEUSE

## CHAPITRE PREMIER

### HISTORIQUE. — IDÉE GÉNÉRALE

« Les rétrécissements de l'urètre, dit M. le professeur Guyon, sont toujours blennorragiques, traumatiques ou cicatriciels. Quand un malade ne vous accuse aucune de ces trois causes génératrices, soyez parfaitement certains qu'il n'y a pas de rétrécissement ou, s'il y en a, admettez sans hésitation qu'il vous a trompé. » On ne saurait être plus affirmatif, mais cette opinion de l'éminent professeur n'est-elle pas trop absolue ? Nous le croyons, et nous voulons essayer de démontrer qu'il existe une autre classe de rétrécissements encore peu étudiée, les rétrécissements tuberculeux.

Mais, auparavant, nous devons prévenir que nous n'attacherons pas ici au mot rétrécissement le sens rigoureux qu'on lui attribue généralement en parlant de rétrécissement blennorragique ou traumatique. Dans ces derniers cas, en effet, on ne comprend sous ce nom que les sténoses qui tiennent à la production *intra-pariétale* d'un tissu de sclérose ou de cicatrice. Mais, par rétrécissement tuberculeux, nous entendrons toute diminution permanente du calibre de l'urètre, due à une lésion bacillaire urétrale ou péri-urétrale, donnant tous les signes cliniques habituels des rétrécissements de l'urètre et les mêmes sensations à l'examen interne du canal avec l'explorateur à boule olivaire.

Il y a peu de travaux publiés sur cette complication de la tuberculose urétrale, complication que certains auteurs font même plus que nier. Tel le chirurgien allemand, Ammon[1], qui exige précisément, pour faire le diagnostic de tuberculose des voies urinaires, l'absence de rétrécissement urétral.

Cependant, il y a longtemps, on croyait la tuberculose capable de provoquer des coarctations de l'urètre ; mais on ne voyait là qu'une tendance constitutionnelle, idiopathique. C'est ainsi que Thompson, en 1881, dans son *Traité pratique des maladies des voies urinaires,* rapporte un cas de John Hunter où la tuberculose lui semble devoir être incriminée. Il s'agissait, dans cette observation, d'un jeune homme de dix-neuf ans qui était atteint de rétrécissement depuis huit années, et chez qui, par conséquent, la maladie avait commencé, alors qu'il n'était âgé que de onze ans. On l'avait cru d'abord atteint de la pierre ou de la gravelle, et on l'avait traité en conséquence. Il était de constitution scrofuleuse, il avait les lèvres épaisses et

[1] *Deutsch. Klinik*, p. 185, 1863.

les yeux malades; il était atteint d'une opacité de la cornée d'un côté; sa complexion générale était débile; le rétrécissement était situé dans la région qu'il occupe ordinairemeut, c'est-à-dire vers la portion membraneuse [1].

En 1854, Dufour[2], dans sa thèse, rapporte trois cas de rétrécissements de l'urètre dont la nature bacillaire ne fut reconnue qu'à l'autopsie. L'auteur termine ses observations en disant que « si dans quelques cas on a vu les uretères oblitérées entièrement par des tubercules, de même, l'urètre peut être assez rétréci pour que la miction devienne difficile et qu'on puisse croire avoir affaire à un rétrécissement ordinaire ».

En 1888, un auteur américain, Stone[3], rapporte une observation de tuberculose de la portion membraneuse de l'urètre ayant entraîné un rétrécissement et une infiltration d'urine, mais il se borne à signaler la rareté de son cas.

La même année, en Allemagne, Schmitz dans sa thèse[4] sur la tuberculose génitale admet la possibilité de l'existence de rétrécissements tuberculeux. Deux causes, selon lui, peuvent les occasionner : la cicatrisation des ulcérations tuberculeuses, l'envahissement de l'urètre par un lupus. A ce propos, il cite l'observation suivante d'Hermann[5] :

[1] Hunter, *Traité de la maladie vénérienne*, p. 207, 1859.

[2] Dufour, *De la tuberculisation des organes génito-urinaires* (thèse de Paris, 1854).

[3] *Boston medical Journal*, 1888.

[4] *Ueber genital Tuberkulose* (Inaug. Diss. Bonn, 1888).

[5] Hermann, *Virchow-Hirsch Jahresbericht üb. d. gesamte Medizin*, 1886, 2 Bd.

« Une femme âgée de quarante-huit ans était entrée dans le service pour des troubles urinaires graves. On trouva autour du méat de petites formations fibreuses, de nature tuberculeuse, qui avaient amené le rétrécissement et l'atrésie de l'urètre. »

En 1890 paraît la thèse de Nocker[1] sur la tuberculose de l'urètre. Nous y trouvons une observation de rétrécissement large tuberculeux de la portion membraneuse du canal urétral. Mais l'auteur ne fait que le signaler sans y insister.

A Ahreus revient l'honneur d'avoir le premier noté, en termes explicites, le rétrécissement de l'urètre comme complication de la tuberculose urétrale. Il fait dans le *Beitrage zur klinischen Chirurgie, Tubingen* de 1892, une étude assez complète sur les rétrécissements tuberculeux de l'urètre. Dans son article est rapportée une observation inédite de la clinique du professeur Bruns, où il existait un rétrécissement tuberculeux de l'urètre, en même temps que de la coxalgie.

En France, si nous en exceptons la thèse de Dufour, nous ne trouvons aucun travail important avant la thèse de Barbet[2] inspirée par M. le professeur Poncet. Dans cette thèse, intitulée *De la tuberculose de la verge*, l'auteur, parmi les quatorze observations citées, n'a noté le rétrécissement que trois fois. Les deux premiers cas sont précisément constitués par l'observa-

[1] Nocker, *Ueber Tuberkulose der Urethra* (Inaug. Dissert. Bonu, 1890).

[2] Barbet, *De la tuberculose de la verge* (thèse de Lyon, 1893.)

tion d'Ahreus et par une des trois observations de Dufour que nous avons déjà mentionnées ; le troisième est tiré de la thèse de Nicolas[1], c'est la relation d'un cas de rétrécissements multiples de l'urètre antérieur sans blennorragie ni traumatisme, coexistant avec un abcès des testicules et de l'induration épididymaire d'origine nettement bacillaire. Aussi Barbet n'hésite-t-il pas à classer cette observation dans les rétrécissements de nature tuberculeuse.

Outre ces trois cas, il nous semble que l'on peut encore interpréter comme un rétrécissement tuberculeux de l'urètre l'observation III de la thèse de Barbet où l'on trouve à l'autopsie « un gros tubercule de la paroi urétrale qui devait considérablement rétrécir le canal ».

A la suite de ces observations, Barbet reconnaît le rétrécissement comme un symptôme qui accompagne parfois les tuberculoses urétrales. Mais « associés, dit-il, le plus souvent à de l'urétrite, ces rétrécissements passent à l'examen clinique pour des rétrécissements blennorragiques ».

Enfin en 1901 paraît, dans le *Bulletin médical*, la première monographie sur les rétrécissements tuberculeux de l'urètre par MM. Bérard et Trillat.

Ces auteurs rapportent les cas précédents en y réunissant deux cas de MM. Poncet et Delore et deux cas personnels.

Tel est l'ensemble des faits sur lesquels nous allons baser notre étude, étude malheureusement incomplète.

[1] Nicolas, *Sur une variété peu connue de rétrécissement pénien* (thèse de Lyon, 1890).

en raison du petit nombre d'observations recueillies et de l'absence habituelle de détails précis donnés par les observateurs qui, pour la plupart, n'avaient pas l'attention éveillée sur ce sujet.

### Idée générale.

La tuberculose, on le sait depuis Graucher, présente dans son évolution, une double tendance. vers l'ulcération, d'une part, et vers la sclérose, de l'autre. Ce n'est plus discuté aujourd'hui pour le poumon où l'on connait tout aussi bien la tendance scléreuse de certaines phtisies ulcéreuses vulgaires que les cas de tuberculose primitivement fibreuse.

Les preuves à l'appui de cette proposition n'ont cessé de se multiplier pour la plupart des organes, mais il n'en est pas de même pour la tuberculose urétrale, la plupart des auteurs ne font que décrire les tubercules aux différents stades de leur évolution et les ulcérations qui en résultent le plus souvent. Ils insistent sur l'allure destructive de ces ulcérations et non pas sur la réaction défensive de sclérose qui les entoure, sur leur guérison cicatricielle et ils ne mentionnent pas la possibilité d'une tuberculose uniquement fibreuse.

C'est cependant d'une grande importance, puisque cette évolution particulière de la tuberculose peut aboutir au rétrécissement du canal urétral. On comprend très bien, en effet, la possibilité de phénomènes de rétraction de la paroi urétrale, soit primitivement sous l'influence d'une tuberculose fibreuse, soit, secondaírement, par processus de défense, par mécanisme cicatriciel, à la suite d'une ulcération primitive.

Cependant les structures du canal de l'urètre ne semblent pas se former seulement par ces deux processus. Elles peuvent encore être produites par une infiltration simple de la paroi du canal, c'est-à-dire par cette forme de tuberculose où domine la prolifération néoplasique et où l'on trouve, à l'ouverture de l'urètre de véritables masses fongueuses qui font saillie dans son intérieur et en diminuent considérablement le calibre.

La tuberculose peut enfin obstruer le canal de l'urètre par simple lésion extra-urétrale. Tel le cas de M. Pousson [1], où une prostatite tuberculeuse amena une rétention d'urine et diminua le calibre de l'urètre au point de ne laisser passer que l'explorateur 18 avec sensation de ressaut.

De tous les modes par lesquels la tuberculose peut agir sur le calibre de l'urètre, le rétrécissement scléreux semble, de beaucoup, être le plus fréquent.

Toutefois, il est difficile d'émettre, sur ce sujet, une opinion ferme, car l'histoire de tous les rétrécissements tuberculeux en général paraît toujours avoir été laissée un peu dans l'ombre, aussi manquons-nous de données anatomo-pathologiques rigoureuses. Nous croyons néanmoins que, malgré la rareté d'une pareille affection, il faut savoir y songer.

Mais pour établir exactement les caractères et les conditions étiologiques de cette lésion, nous allons relater maintenant les observations que nous avons

[1] Thèse de Pasquet, Bordeaux, p. 51, 1894-1895.

pu recueillir, et c'est d'après les renseignements qu'elles nous donneront qu'il nous sera possible de nous rendre compte de la physionomie spéciale de ce rétrécissement.

# CHAPITRE II

## OBSERVATIONS

### OBSERVATION I

(Bérard et Trillat, *Bulletin médical*, 21 août 1901.)

Il s'agit d'un enfant de dix ans ayant, depuis longtemps déjà, des phénomènes de cystite tuberculeuse coexistant avec de la tuberculose génitale.

A l'examen, l'urètre présentait un écoulement séro-purulent avec une grande quantité de rétrécissements rendant la miction très pénible. Ces rétrécissements étaient de deux sortes : les uns dus à des ulcérations et à des cicatrices de la muqueuse du canal, les autres provenant d'une série de calculs situés sur presque toute la longueur de la verge, surtout au niveau de la région prostatique.

Chez ce même malade, on trouvait en outre des ulcérations bacillaires de l'extrémité de la verge et une induration des tissus au pourtour du canal.

La miction, très fréquente par suite de la cystite, était très pénible et très douloureuse.

On se contenta d'un traitement symptomatique par des lavages d'ailleurs très pénibles et fort douloureux. L'enfant a été perdu de vue, car il quitta le service sans qu'on ait institué un traitement local des lésions.

## OBSERVATION II

(Bérard et Trillat, *Bulletin médical*, 29 août 1901, obs. II.)

Roger T., vingt-six ans, lunettier, habitant à Morez (Jura), entre à l'Hôtel-Dieu, salle Saint-Sacerdos, le 23 mai 1901, pour être débarrassé d'une tumeur siégeant au niveau de la racine des bourses.

L'interrogatoire sur ses ascendants révèle que son père est mort à quarante-huit ans d'une pleurésie, et sa mère au même âge, de tuberculose pulmonaire. Il a sept frères, actuellement vivants, bien portants et il n'en a perdu aucun.

C'est à l'âge de dix-sept ans qu'il commença à être malade ; il ne signale aucune maladie spéciale dans son enfance. Il eut à dix-sept ans, une bronchite avec points de côté, sueurs froides et amaigrissement rapide. Il fut trois mois au lit et ne se rétablit jamais complètement.

En 1896, il avait alors vingt et un ans, il subit une série de poussées de tuberculose locale : adénite sus-claviculaire droite, fistule à l'anus. C'est à cette même époque qu'apparurent les premiers symptômes urinaires. Il se rappelle en effet, fort bien avoir eu de la pollakiurie nocturne, de légers filets de sang dans l'urine. Il n'y avait cependant pas encore d'écoulement purulent.

L'année suivante, au mois d'août, il s'aperçoit que le testicule droit grossit et devient douloureux. Il vient alors se faire soigner à Lyon. Il est reçu à l'Hôtel-Dieu où on incise un abcès scrotal et son adénite sus-claviculaire devenue ramollie et suppurée.

En 1899, nouveau séjour à l'Hôtel-Dieu de Lyon, dans le service de M. le professeur Poncet. Il présentait une série de fistules de la partie gauche du scrotum ; le testicule gauche était, cette fois, envahi. Entré 27 févrer, il est opéré le lendemain et une épididymectomie totale fut pratiquée avec résection d'une partie du canal déférent. Il partit le 8 mars, en apparence guéri.

Deux ans après, en mai 1901, le malade s'aperçoit qu'il se

forme un abcès au niveau des bourses, du côté droit. Il n'a toujours pas de douleurs pour uriner. Sur les conseils de son médecin, il se décide à revenir à l'hôpital.

C'est au cours de ce troisième séjour que nous avons pu l'examiner et l'opérer.

23 mai. — L'examen, pratiqué à son entrée, nous montre un malade de faible constitution, pâle et amaigri.

Il attire de lui-même l'attention sur la petite tuméfaction qui l'inquiète et pour laquelle il vient se faire soigner.

Cette tuméfaction siège dans la région périnéale antérieure, à droite du raphé pré-anal, au niveau de la racine de la verge. Elle a le volume d'une noix, est nettement fluctuante, sans adhérence à la peau, peu douloureuse et facilement circonscrite.

Le testicule du même côté est de volume et de consistance normaux, mais avec atrophie scléreuse complète de l'épididyme qui avait été largement incisé.

Le testicule gauche, par contre, est sensiblement modifié de forme et de consistance. Il semble atrophié. On trouve quelques noyaux durs à sa surface ; mais pas de points ramollis.

Ces noyaux siègent surtout à la place occupée normalement par l'épididyme qui, nous l'avons dit, a été enlevé il y a deux ans.

De ce même côté, on sent le bout supérieur du canal déférent réséqué, légèrement renflé et un peu douloureux.

Le toucher rectal montre une prostate un peu bosselée ; on avait, du reste, trouvé un noyau dur dans cet organe, lors de son séjour dans le service de M. Poncet, il y a deux ans.

Les vésicules séminales se sentent facilement ; volumineuses, indolores. Elles paraissent nettement envahies par le processus tuberculeux.

L'examen de l'urètre, fait assez superficiellement avant l'intervention, donne les signes suivants : le malade n'accuse aucun trouble fonctionnel de la miction ; il dit seulement de lui-même, avoir un écoulement purulent continu, peu abondant, consistant en quelques gouttes de pus, apparaissant au méat au début de la miction. Cet écoulement remonte à deux ans environ, et il n'y a jamais eu aucune souffrance. L'examen microbiologique ne révèle aucun gonocoque.

Il affirme n'avoir jamais été atteint de blennorragie, ni de maladie vénérienne quelconque, et l'interrogatoire le plus minutieux ne permet pas de déceler la moindre trace de syphilis.

Les urines sont claires, sans albumine.

L'état général, comme on l'a vu, est plutôt mauvais. Outre l'amaigrissement, la toux et les sueurs nocturnes, l'auscultation des poumons fait entendre de nombreux râles crépitants, fins, au sommet gauche, en avant et en arrière. Il y a exagération du retentissement de la voix, et la toux est suivie de craquements.

La température, plus forte le soir, est de 38°5 la veille de l'intervention.

26 mai 1901. — *Opération* par M. Bérard.

L'incision large de l'abcès donne issue à un pus blanc crémeux, sans odeur urineuse. Ce pus, en quantité assez abondante, provient d'une cavité creusée à l'intérieur du corps caverneux droit, au niveau de son attache à la branche ischio-pubienne. Cette cavité permet l'introduction de la phalangette du médius et le toucher montre, au voisinage, une sclérose étendue de ce corps caverneux.

Dans le cours de l'opération, on peut constater que le testicule du même côté était adhérent à la face externe de l'abcès. La dissection de cette face intéresse même l'albuginée.

Cette connexion explique la propagation directe du bacille depuis le moignon épididymaire anciennement incisé jusqu'au corps caverneux adjacent.

Le traitement consécutif consiste en pansements antiseptiques appliqués sur la plaie et en tamponnements à la gaze iodoformée destinés à susciter le bourgeonnement dans la cavité de l'abcès. La suppuration continua à être très abondante les premiers jours qui suivirent l'opération. Elle diminua peu à peu dans la suite.

Il est un symptôme que nous avons volontairement laissé de côté, vu son importance ; ce sont les signes de rétrécissement de l'urètre que révéla le cathétérisme explorateur.

En pratiquant, en effet, le cathétérisme méthodique par les

sondes à bout olivaire, on put constater qu'il était impossible de dépasser le numéro 11 de la filière Charrière, et même avec ce numéro, on n'arrivait qu'avec peine à l'intérieur de la vessie. La bougie était fortement arrêtée à 11 centimètres du méat et sur une longueur de 28 millimètres exactement, par une portion rétrécie, rugueuse, au niveau de laquelle le malade accusait une vive douleur. Il n'avait accusé pourtant aucun trouble grave de la miction. Si on suit extérieurement la progression de la sonde dans le canal, on voit qu'elle butte au niveau de l'abcès incisé.

Dans le court laps de temps qui précéda son départ et suivit l'intervention, on institua des séances de cathétérisme dilatateur avec les bougies Béniqué. On put ainsi progresser du numéro 17 au numéro 22 de la filière Charrière. Mais la dilatation ne peut être complétée. Le jour de son départ il fut impossible de dépasser le numéro 18 des bougies à bout olivaire.

Le malade voulut néanmoins partir, en promettant de se faire dilater par son médecin.

Nous avons, du reste reçu du Dr Fargier qui le soigne, des nouvelles de ce malade; deux mois après l'intervention, il est impossible de dépasser le numéro 16 des bougies Béniqué.

La plaie opératoire est presque entièrement fermée et l'écoulement purulent du canal se tarit peu à peu.

L'examen bactériologique de ce pus, pratiqué à nouveau et à plusieurs reprises, n'a pas permis de déceler de gonocoque.

## OBSERVATION III

(Poncet et Delore, *Traité de l'urétrostomie périnéale*, 1900, Observation XXV)

*Tuberculose urinaire suppurée. — Epididymite tuberculeuse double. — Hémoptysies. — Uréthrostomie. — Guérison depuis plus de sept ans. — Amélioration remarquable de l'état général.*

K..., trente-quatre ans, entre à notre clinique chirurgicale au mois de juin 1892.

Rien dans ses antécédents héréditaires.

Dysenterie pendant son service militaire en Tunisie. Il a eu une bronchite qui a duré assez longtemps. Ancienne artrite sèche du poignet gauche, guérie par ankylose.

En 1884, blennorragie ayant duré trois semaines sans signes consécutifs de rétrécissement.

En 1887, un peu de douleur en urinant. de la pesanteur rectale. Il s'aperçut, dans le courant de cette même année, qu'il s'écoulait du pus par l'anus et par l'urètre. Bientôt après, l'urine passa en partie, par le rectum.

A la fin de 1887, il a très probablement, une épididymite tuberculeuse qui laisse une fistule. En même semps, il est atteint d'une bronchite avec hémoptysie.

Il y a deux ans, nouvel abcès périnéal, resté fistuleux. Depuis trois semaines, nouvelle rechute, avec miction douloureuse et difficile.

A son entrée dans notre service, on trouve un gros abcès périnéal, allant de la face postérieure du scrotum à l'anus. Fistules multiples.

Une bougie très fine est arrêtée à la région bulbo-membraneuse.

24 juin 1892. — Incision périnéale. Immédiatement au-dessous de la peau, large nappe de fongosités tuberculeuses, qui furent également reconnues telles par l'examen histologique. A l'incision du tissu spongieux et du bulbe, qui est gros et induré, on trouve des granulations tuberculeuses, des abcès caséeux, de la grosseur d'un petit pois.

La muqueuse urétrale, épaissie, enflammée est ulcérée en divers points Immédiatement en arrière du rétrécissement, l'urètre dilaté permet l'introduction du petit doigt dans la vessie.

On détruit les fougosités avec la curette et le fer rouge. Dans ces manœuvres, la muqueuse urétrale disparaît sur une grande étendue, l'urétrostomie s'impose.

*Résultats éloignés.* — 20 juin 1893. — Un an après l'opération K..., a engraissé de 10 kilogrammes. Le méat est à 4 centimètres de l'anus et n'a pas de tendance à se rétrécir. Urines claires, les sensations voluptueuses de l'éjaculation ne sont pas modifiées.

Novembre 1899. — Actuellement sept ans et quatre mois après l'opération, le malade est âgé de quarante et un ans. Sa santé est restée parfaite. Il n'a pas présenté de nouvelles manifestations tuberculeuses. Il a beaucoup engraissé et travaille aujourd'hui plus que jamais.

Localement la guérison est complète.

A deux reprises cependant, il a présenté une fistulette qui s'est cicatrisée spontanément. Pas de douleurs, pas d'incontinence, pas de rétention. Miction toutes les quatre heures environ.

Le malade s'est marié il y a quatre ans, sa femme ne soupçonne même pas son infirmité génitale. Il n'a pas d'enfants. Il se déclare très satisfait de l'opération qu'il a subie.

## OBSERVATION IV

(Thèse de Laplanche, Lyon, décembre 1899.)

*Tuberculose urétrale et pénienne diffuse. — Urétrostomie périnéale avec destruction des fongosités. — Guérison depuis plus de sept ans. Etats général et local parfaits. — Malade reçu en novembre 1899.*

P..., dix-huit ans. Entre le 5 octobre 1892 à l'Hôtel-Dieu de Lyon (salle Saint-Philippe, service de M. A. Poncet).

Bronchite l'année dernière. En avril, augmentation du volume de la verge et écoulement, autour du prépuce et par le méat, de pus mélangé à de l'urine. Douleurs vives pendant la miction. Nie tout chancre et tout rapport sexuel.

La tuméfaction augmentant ainsi que les douleurs, P... se décide à venir à l'hôpital, où l'on fait le diagnostic de tuberculose pénienne, diagnostic vérifié du reste par inoculation positive, pratiquée sur des cobayes.

Tuméfaction de la verge, depuis le scrotum jusqu'au méat. Le gland est découvert en avant. Il existe de la balanite, le prépuce est épaissi. Suintement purulent par le canal et au niveau de la rainure préputiale. Pénis en battant de cloche. Le malade étant anesthésié, on a de la peine à ramener le prépuce en arrière.

On voit à gauche, près de la rainure, une ulcération grisâtre, de la dimension d'une grosse tête d'épingle, par où l'urine s'échappe pendant la miction. A son voisinage, cicatrice du volume d'un petit pois.

A partir du gland jusqu'au scrotum, le pénis a doublé de volume. Il donne la sensation d'un gros chancre induré sous-préputial. Sur le dos de la verge, sensation de fluctuation.

Une bougie no 14 est serrée. Lorsqu'on l'a fait pénétrer dans le canal, elle bute en divers points, comme si elle rencontrait des ulcérations.

*Opération*, le 6 octobre 1892. Incision de l'abcès du dos de la verge. Issue d'une cuillerée à café d'un pus séreux, grumeleux. En prolongeant l'incision, on constate que les corps caverneux, l'urètre, sont complètement entourés par une couche de fongosités mollasses. On abrase de petits foyers caséeux que l'examen histologique a bien démontré être de nature tuberculeuse. Le tissu spongieux peri-urétral n'est plus qu'une masse fongueuse. Le canal est représenté par une muqueuse ulcérée, tomenteuse, d'un rouge vineux, très friable. Elle se déchire à la plus légère traction des pinces.

Quand on essaie avec la curette d'enlever les masses fongueuses, la muqueuse est fatalement dilacérée. Ces lésions tuberculeuses dont le point de départ paraît être des ulcérations de même nature, occupant l'urètre antérieur, nécessite le râclage et la destruction au fer rouge. Dans ces manœuvres, le canal ne peut être respecté et M. Poncet le sacrifie, de parti pris, poursuivant cette tuberculose pénienne jusqu'à ses limites, c'est-à-dire, jusqu'à la face postérieure du scrotum. Le gland et les corps caverneux sont indemnes.

L'étendue, la profondeur des lésions semblaient donc devoir nécessiter l'amputation du pénis, mais en raison de l'âge du sujet et des services que peut lui rendre un organe même écourté, M. Poncet pratiqua l'urétrostomie.

Deux mois après, le malade quittait le service, guéri de sa tuberculose, urinant à volonté par son nouveau méat.

*Résultats éloignés*, 1er juin 1893 (résumé). — Ce jeune homme dont l'état général est bon et florissant, a présenté depuis trois mois, une ulcération tuberculeuse de la cuisse droite, qui est en voie de guérison. Quant au pénis, la cicatrisation est maintenant absolument complète, l'urine est tout entière évacuée, facilement et avec un jet suffisant, par le méat artificiel. Rien ne passe par le méat normal.

Novembre 1899. — État général parfait. L'auscultation des poumons ne permet pas de déceler l'existence de lésions en évolution. Cependant, durant l'enfance et la puberté, P... a offert des signes très nets de tuberculose pulmonaire : bronchite à répétition, amaigrissement, fièvre vespérale, accès d'asthme symptomatique, etc. Ces accidents pulmonaires ont totalement disparu depuis la guérison de sa tuberculose locale. Localement, le néo-méat s'ouvre au niveau même du scrotum, à près de 10 centimètres en avant de l'anus. Il est possible au malade d'uriner debout, comme dans les conditions normales. En soulevant les bourses, il attire son méat en haut et en avant, et les urines sont projetées en décrivant une courbe.

Le malade n'a jamais présenté la moindre incontinence. Il urine quatre ou cinq fois par vingt-quatre heures. Toutes les urines passent par l'orifice artificiel. Les érections sont normales.

## OBSERVATION V

(Thèse de Nicolas, Lyon 1890. Observation IV.
Service de M. Pollosson, salle Saint-Louis, 1890.)

Homme de cinquante et un ans, cultivateur. il n'a pas et n'a jamais eu de phimosis, ni de balanite.

A l'âge de huit ans, le patient avait été gêné pour uriner ; il attribua cette difficulté dans la miction à un rétrécissement du méat qui lui procura en même temps une sensation de cuisson intense; mais cette cuisson disparut tandis que la gêne dans l'émission de l'urine persista.

Il faisait depuis trois ans son service militaire, lorsque réapparut ce sentiment de cuisson pénible tout le long du canal ; le malade n'avait pas encore vu de femme ; ce n'est que deux ans plus tard, à vingt-cinq ans, qu'il pratiqua son premier coït. Il dit n'avoir jamais eu d'écoulement blennorragique, mais depuis l'âge de quinze ans, il voyait tous les matins une goutte purulente au méat.

A vingt-trois ans, poussé par cette cuisson intense et ayant des sondes à sa disposition, il se sonda à peu près une fois par mois et urina plus facilement. Depuis ce moment, plus ou moins fréquemment, il s'est toujours sondé ; la cuisson dans le canal était permanente, ne s'exagérait pas au passage de l'urine, le malade avait une grande peine à uriner, le jet sortait en tire-bouchon et avait pourtant une portée de 50 centimètres.

Il y a huit ans, symptômes de cystite qui durèrent pendant quatre ans; il y a six ans, le testicule gauche devint énorme, douloureux, un abcès se forma et vint s'ouvrir à la partie la plus déclive des bourses par un orifice invaginé, maintenant relié au testicule par une bride fibreuse ; on sent la tête de l'épididyme dure, un peu de liquide dans la vaginale.

Il y a trois ans, en se sondant, le malade crut constater des parties rétrécies dans son canal, mais ces rétrécissements lui paraissaient changer de place tous les cinq ou six mois.

La dernière sonde qu'employait le malade a à peine 3 millimètres de diamètre; il se sondait aussi avec une aiguille de bas. Chaque cathétérisme assez douloureux lui procure un peu de facilité pour uriner.

Actuellement le méat est très petit, cuisson dans le canal et gêne pour uriner, en même temps, besoins fréquents d'uriner. Les urines ne sont pas troubles, seulement un peu foncées.

Pas de rétention d'urine. Le canal dans sa portion pénienne est dur, presque moniliforme.

On lui fait le débridement du méat et l'urétrotomie interne au moyen de l'urétrotome de Maisonneuve; on passe une sonde à bout coupé, qu'on laisse à demeure après avoir fait deux lavages boriqués. Le malade sort guéri au bout de huit jours en emportant deux bougies n° 15 et 16.

N.-B.— Bien que Barbet classe cette observation dans les rétrécissements de nature tuberculeuse, nous devons faire remarquer qu'il y aurait lieu peut-être de faire quelques restriction. Ce malade en effet, depuis l'âge de vingt-trois ans, s'est sondé à plusieurs reprises, aussi, cet ancien abcés du testicule sur lequel on se base pour affirmer la nature tuberculeuse des rétrécissements multiples de l'urètre de ce malade pourrait bien n'avoir été qu'une orchite suppurée par cathétérisme.

OBSERVATION VI (résumée).

(Ahrens, *in Beitrage zur klinischen Chirurgie Tubingen*, 1892, t. VIII, p. 313.)

*Observation de rétrécissement tuberculeux de l'urètre postérieur.*

G. W..., cordonnier à Tuttlingen, seize ans et demi, fut atteint, il y a trois ans, d'après ce qu'il dit, sans cause connue, de pollakiurie avec sensation de brûlure dans l'urètre. Pendant trois mois, l'urine a été mélangée de sang, jamais de pus. Le jet devenait peu à peu plus mince et plus ferme, et déjà depuis deux ans l'urine s'écoule involontairement et par gouttes. Cathétérisme infructueux il y a quatre jours. Jusqu'à il y a huit semaines, le malade a pu vaquer à ses affaires, et ce n'est qu'une affection coxalgique qui l'a obligé à garder le lit. Cette dernière avait débuté il y a un an sans cause connue.

Entré à la clinique de Bruns, le 21 avril 1887.

Ecoulement continu de l'urine par gouttes. La vessie est tendue et atteint l'ombilic. Le cathéter métallique rencontre un obstacle dans la partie membraneuse ; la plus mince bougie élastique est emprisonnée en ce point. Avec cela l'écoulement d'urine est abondant sens que la vessie puisse se vider. On fait le diagnostic de coxalgie avec rétrécissement urétral et dysurie.

Sonde à demeure mince qui fait évacuer immédiatement un demi-verre d'urine. Urines troubles ; le pus sort à côté de la bougie par le méat.

29 avril. — Le malade n'a pas pissé depuis hier 10 heures du soir et a présenté plusieurs vomissements bilieux. Délire, affaiblissement marqué.

La voussure de la vessie a disparu ; elle s'étend à parties égales entre l'ombilic et la symphyse.

Un cathéter mince comme la nervure d'une plume introduit dans la vessie n'amène aucune goutte d'urine.

Diagnostic de perforation de la vessie consécutive à une ulcération de la paroi vésicale.

Coma progressif. Mort le 29 avril.

*Autoposie faite par Ziegler.* — A l'ouverture de l'urètre et de la vessie, la partie interne de l'urètre se présente à partir de la région caverneuse couverte d'une couche muqueuse filante. Cette région est dilatée. Lorsqu'on râcle le dépôt, on trouve la muqueuse infiltrée de produits caséeux et grisâtres, surtout dans la partie postérieure de l'urètre, tandis que dans la vessie les parties d'infiltration caséeuse alternent avec les parties rougeâtres.

## OBSERVATION VII

(A.-K. Stone, *Boston medical Journal*, 16 août 1888.)

*Tuberculose de la portion membraneuse de l'urètre ayant entraîné un rétrécissement avec infiltration d'urine.*

O. C.,., trente-deux ans. Du côté de sa famille, le malade a de bons antécédents et ses antécédents personnels, jusqu'à il y a six ou sept ans, ont été bons. Il nie avoir eu de blennorragie ou d'autres affections vénérienne et jamais il n'a reçu de coup ni de blessure au périnée.

Il y a six ans, il commença à avoir des douleurs siégeant au bas des reins et irradiant en avant et en bas du côté de la vessie. Il décrit sa douleur comme un point pleurétique. Cette douleur se fixa finalement à la vessie, devient très forte et augmentait à la suite de tout mouvement brusque ou désordonné.

Il y a quatre ans, un de ses testicules grossit, et vers la même époque il commença à éprouver des difficultés de la miction. Son urine contenait du sang et un dépôt considérable. Parfois passèrent quelques petits graviers probablement de nature phosphatique. Ces derniers temps cependant il n'en a pas vu passer.

Tel a été son état jusqu'à il y a quatre mois, lorsqu'une nuit il eut une rétention incomplète d'urine au point que l'urine ne pouvait s'écouler que goutte à goutte. Un peu plus tard, la rétention d'urine fut complète et il ne put uriner que grâce à une petite sonde qu'il apprit à passer lui-même. Le passage de cet instrument causa une vive inflammation de l'urètre si bien que, pendant quatre jours, il ne put uriner que goutte à goutte.

Il y a huit ou neuf jours apparut une grosseur au périnée. Cette tumeur fut finalement ouverte par un médecin, il en sortit du pus ; bientôt après, l'urine commença à s'échapper par cette ouverture. Depuis ce temps, l'urine s'est écoulée à la fois par le périnée et par la verge.

Le malade est pâle, amaigri et très affaibli. Rien au cœur ni aux poumons. Mictions toutes les heures. L'urine est de couleur normale, densité 1010, albumine 1/4 pour 100, dépôt considérable, beaucoup de mucus et de pus, beaucoup de cellules vésicales.

9 janvier. — Opération par le Dr Porter après anesthésie à l'éther. On fait la divulsion de deux rétrécissements, l'un à trois pouces du méat et l'autre dans l'urètre profond. On passe alors une sonde cannelée et l'urètre est ouvert à travers le périnée. On curette le vieux trajet fistuleux. Dans la profondeur du périnée, on trouve un amas considérable de matière caséeuse et on débarrasse encore un trajet venant de la fesse gauche d'un peu de pus aqueux. Tout le trajet fistuleux est laissé ouvert et complètement curetté. On y fixe une sonde et la plaie est pansée

à la gaze iodoformée. Le Dr W. Gannet a examiné la matière caséeuse et y a trouvé des cellules géantes de la tuberculose.

Dix-huit jours après l'opération, on enlève définitivement la sonde. Pendant tout ce temps, elle a très bien fonctionné et a peu incommodé le malade. L'urine s'écoule alors entièrement par la plaie périnéale. Le malade n'a pas souffert beaucoup, mais il est affaibli, d'aspect misérable et a très peu d'appétit. On lui a donné du fer et de l'huile de foie de morue.

Dix jours plus tard, le malade sort un peu sur un fauteuil roulant. L'état général est à peu près le même. L'urine s'écoule entièrement par la plaie périnéale.

Deux semaines après, le malade est congédié sur sa propre demande. Chaque jour il est sorti sur le fauteuil roulant et il s'est décidément fortifié. Il mange et dort bien mieux. La plaie est restée jusqu'à présent indolore, elle tend un peu à se fermer. On a passé des sondes de temps en temps, mais l'urine a jusqu'ici toujours passé par le périnée.

*Remarque.* — Le seul avantage que le malade a retiré de l'intervention a été de pouvoir vider sa vessie sans douleur. Ce qu'il y a d'intéressant, c'est l'absence d'affection vénérienne dans ses antécédents et la découverte des cellules géantes indiquant bien qu'il faut voir dans la tuberculose l'origine probable de son affection.

## OBSERVATION VIII

Dufour, thèse de Paris 1854 (résumée).

*Tuberculose secondaire de l'urètre ayant amené une fistule urinaire qui vint s'ouvrir au pubis.*

T., soixante ans, commis, entré à l'hôpital du Midi, service de M. Ricord, le 29 avril 1853, mort le 22 mai 1853, salle III, n° 10.

Ce malade a eu une chaudepisse en 1832.

L'embarras des voies urinaires remonte à trois ans avant son entrée à l'hôpital du Midi. A cette époque, le malade ne pouvait uriner et avait de l'incontinence. Le jet de l'urine était diminué et souvent, après de longs et pénibles efforts, le malade ne pouvait uriner, puis l'urine coulait involontairement et goutte à goutte dans son pantalon. En même temps, écoulement urétral abondant qui a continué depuis

9 janvier 1853. — Gonflement testiculaire à gauche. Entré à l'hôpital Necker, le 19 janvier, au service de M. Civiale, qui le traite pour un rétrécissement. On resta pendant huit jours, dit le malade, sans pouvoir arriver dans la vessie et ce ne fut qu'avec une bougie très fine qu'on put pénétrer.

Dès cette première dilatation, le malade urina facilement. A partir de ce moment, on passa des bougies de cire de calibres croissants, jusqu'au numéro 16. Vers le 12 mars, M. Civiale coupa, dit le malade, deux brides dans l'urètre, et immédiatement on put introduire un cathéter d'étain du numéro 18

Vers le 18 avril, gonflement du testicule droit, tandis que le gauche augmente encore de volume.

Entré au service de Ricord, le 29 avril, ce chirurgien attribue l'inflammation du testicule gauche à une *orchite chronique.*

Devant les difficultés de la miction, on introduisit dans l'urètre une *sonde d'argent qui butait à la région prostatique* contre un obstacle infranchissable.

Il était évident qu'on pénétrait dans une poche antérieure et inférieure à la vessie très profonde.

Vers le milieu de mai, le malade fut pris d'une tuméfaction douloureuse au-dessus du pubis, qui se termina bientôt par un abcès qui fut ouvert ; celui-ci donna issue à un pus sanieux, fétide, avec développement de gaz, et à de l'urine. A partir de ce moment, le malade urina toujours par l'ouverture de cet abcès et un peu par la verge.

Mort le 22 mai.

Dans les derniers temps, la verge était enflée, mais sans rougeur, sans douleur ; on eût dit que l'urètre était soufflé, car le tissu cellulaire sous-cutané était parfaitement souple.

*Autopsie.* — La cavité vésicale ne présente rien de particulier, si ce n'est des granulations tuberculeuses sous-muqueuses très abondantes vers le trigone vésical. La prostate est en grande partie détruite; il n'en reste qu'une sorte de pont déchiqueté sur ses bords, puis on tombe sans transition dans une vaste loge anfractueuse qui s'étend depuis le rectum jusqu'à la racine des corps caverneux remplissant, par conséquent, toute la région périnéale au-dessus du plancher musculaire.

Cette loge n'était qu'une vaste caverne produite par la fonte purulente des tubercules de la prostate et de l'urètre. Vers le rectum, elle communiquait avec deux masses piriformes, les vésicules séminales doublées de volume, tuberculeuses. La vésicule gauche présentait des masses tuberculeuses commençant à se ramollir; la droite présentait des tubercules ramollis, mais moins volumineux que les masses de la précédente. Les parois de cette caverne sont d'une couleur sale, vineuse, comme le fond d'un ancien clapier purulent. Sur la ligne médiane, on voit quelques débris de la charpente de l'urètre; c'était dans cette caverne que pénétrait le bec de la sonde, qui arrivait ainsi facilement sous le pont restant de la prostate, soulevait celui-ci sans pouvoir pénétrer dans la vessie. Cette caverne devait être toujours remplie d'urine, car le col vésical ne pouvait plus remplir ses fonctions de sphincter ; elle se prolongeait en arrière et au-dessous du bas-fond de la vessie, au moins de 2 centimètres, jusqu'à la face antérieure du rectum, qui est intact et ne présente pas de communication avec elle.

A 1 centimètre en avant de la limite antérieure de cette caverne, l'urètre présente deux crevasses oblongues, larges de 6 à 8 millimètres, séparées par une colonne charnue, reste des parois urétrales, de 3 millimètres environ de largeur. De ces deux crevasses, l'une à gauche a 1 centimètre d'étendue d'arrière en avant; l'autre 5 ; toutes les deux font communiquer le plancher urétral avec la face profonde du feuillet le plus profond du *fascia superficialis* qui se prolonge sur la verge, mais non pas avec le tissu cellulaire sous-cutané proprement dit. La plus grande crevasse communique en outre, en arrière, sous un petit point membraneux avec la caverne précédente. Vers le milieu de son étendue, elle communique avec un trajet qui conduisait l'urine au pubis, trajet de 1 centimètre de diamètre environ, contournant le corps caverneux droit en dehors et en haut et dont les parois sont formées par la membrane fibreuse propre du corps caverneux et le feuillet le plus profond du *fascia superficialis* d'abord, puis ce trajet remonte sous ce feuillet vers la région pubienne médiane. En ce point, l'urine accumulée entre les aponévroses de l'abdomen et ce feuillet profond détermina l'abcès qui fut ouvert et donna lieu à la fistule précitée.

En avant, les deux crevasses correspondaient à un décollement entre toute la portion antérieure restante de l'urètre, les parties latérales des corps caverneux, et toujours la face profonde du *fascia superficialis* jusqu'à la racine du gland; c'est par là que l'urine s'introduisait dans la verge et la gonflait dans les deux tiers inférieurs de sa circonférence.

Enfin, nous noterons, comme dernier désordre, à 2 centimètres en avant des crevasses, quelques granulations sous la muqueuse de l'urètre, de nature tuberculeuse, qui témoignaient par leur présence des dépôts plus abondants qui avaient dû résister et amener ainsi la destruction d'une grande partie des parois urétrales.

Dans toutes les altérations que nous avons énumérées, le caractère du tubercule a été positivement constaté par l'analyse microscopique.

### OBSERVATION IX (résumée).

(M. Michaud, interne des Hôpitaux, *Bull. Soc. anatom.*, Paris 1887.)

*Sur un cas d'ulcération tuberculeuse de l'urètre consécutive à une tuberculose rénale primitive.*

Le 12 janvier 1887, entrait au n° 84 de la salle VI, à l'hôpital du Midi, un homme d'apparence chétive, peu musclé, en état apparent de misère physiologique profonde.

Cet homme, âgé de vingt-sept ans, se plaignait d'un écoulement urétral peu abondant, mais dont la chronicité et la désespérante résistance l'inquiétaient.

Depuis la dernière blennorragie, contractée en 1884, cet homme n'avait cessé de présenter un écoulement muco-purulent, visqueux, rebelle à tout traitement. Miction indolore, jet *petit, irrégulier.* Au mois de novembre, hématurie peu abondante. *Le malade arrive à se sonder lui-même.*

A son entrée, en explorant le canal par le palper, on sentait un noyau dur, roulant sous le doigt, siégeant manifestement sur le trajet de l'urètre et sur la partie inférieure, à 5 centimètres environ du méat.

Ce noyau fut pris pour un chancre induré de l'urètre. Mais, à cause de l'état cachectique du malade, des craquements aux deux sommets du poumon, et d'autres signes de phtisie en dehors de l'hérédité, on relie l'écoulement urétral et la présence du noyau induré à la tuberculose pulmonaire.

L'examen des testicules, des cordons, le toucher rectal ne révèlent aucun signe en faveur de cette idée.

23 février. — On aperçoit autour du méat un semis de points grisâtres, arrondis, légèrement saillants, entourés d'une petite zone inflammatoire. Les plus gros ont les dimensions d'une tête d'épingle. Le noyau senti en arrière de la fosse naviculaire n'a pas sensiblement changé de volume.

25 février. — Les granulations les plus voisines du méat paraissent prendre une teinte plus jaune; quelques granulations extrêmement petites apparaissent autour des premières en date.

27 février. — De petites ulcérations, à bords primitivement arrondis se font voir autour du méat. Ces ulcérations ne tardent pas à se fendre par leur bord. Elles apparaissent alors avec des bords polycycliques, à fond inégal, fongueux, donnant lieu à un écoulement peu abondant, blanchâtre, visqueux. Elles résultent manifestement des premières granulations apparues.

28 au soir. — Accès de dyspnée subit, arrivant rapidement à l'orthopnée.

Dans la nuit du 2 au 3, le malade succombe.

*Autopsie.* — L'urètre présente des altérations multiples, saine dans sa partie prostatique et membraneuse où la muqueuse présente un état congestif très marqué et une coloration rouge vif, elle présente à 5 centimètres du méat un noyau rouge, régulier, anfractueux, au niveau de la paroi inférieure. *Ce noyau dur, scléreux, devait considérablement rétrécir le calibre du canal.*

Un peu en arrière du méat, ulcération profonde véritable caverne tuberculeuse, évidant le gland par sa face interne et le convertissant en un véritable géode à parois minces et indurées.

L'examen histologique a démontré l'existence de follicules tuberculeux et de cellules géantes altérées, mais très reconnaissables. Il s'agissait d'un tubercule de l'urètre. Du reste, le pus recueilli dans la caverne urétrale a montré des bacilles de Koch.

## OBSERVATION X

(Thèse de Nocker, Bonn, mai 1890.)

J... F.., peintre, âgé de vingt et un ans, entre le 30 juin à la Clinique de Bonn.

*Antécédents.* — Parents bien portants, lui-même n'a jamais fait de maladie sérieuse.

Depuis un an, troubles de la miction qui auraient débuté à la suite d'un embarras gastrique fébrile. Le malade n'a jamais eu de blennorragie.

En février, il eut deux abcès du périnée, qui furent ouverts par un médecin. Par l'incision s'écoula un peu d'urine, mais en très petite quantité et au moment seulement où l'on passa la sonde.

*État actuel.* — Aspect chétif. On ne trouve rien aux poumons. La peau du pénis est œdématiée et infiltrée. En passant la sonde à travers les deux fistules siégeant à la racine du pénis, on arrive sur des parties indurées au niveau de la portion postérieure de l'urètre.

Les fistules sont entourées d'ulcérations d'un blanc sale et dont les bords sont taillés à pic. Dans la profondeur, on voit des granulations tuberculeuses typiques. Mictions quatre ou cinq fois par jour, l'urine s'écoule en même temps par la verge et par les fistules. Cette urine est trouble et renferme du mucus et des sédiments en grande quantité.

L'urètre membraneux est *rétréci en plusieurs points, ce qui rend le cathétérisme difficile.*

L'examen microscopique des sécrétions des ulcérations permit de découvrir des bacilles.

5 juillet. — Curetages des fistules, cautérisations des ulcérations, pansement à l'iodoforme et au sublimé. Dans la suite, les bords des ulcérations montrent une tendance à bourgeonner et à se cicatriser. Lavages quotidiens de la vessie avec une solution de nitrate d'argent à un millième.

L'acide camphorique donné trois fois par jour à la dose de 1 gramme ne fut pas supporté et provoqua des troubles gastriques qui disparurent après la suspension du médicament et l'administration de pepsine.

18 juillet. — La plaie du périnée bourgeonne très bien. Les mictions ne sont plus douloureuses. On redonne encore de l'acide camphorique aux mêmes doses, et cette fois-ci ce médicament est bien toléré.

2 août. — La plaie périnéale est guérie. Le malade urine toutes les quatre ou cinq heures, le jet est fort. La nuit, le malade n'a pas besoin d'uriner d'environ 10 heures du soir à 6 heures du matin.

Le malade quitte l'hôpital et nous lui recommandons de continuer à prendre de l'acide camphorique.

## OBSERVATION XI

(*Bulletin de la Société anatomique de Paris*, 1852, p. 129.)

M. Parmentier montre une pièce recueillie sur un malade opéré, l'année dernière, par M. Malgaigne, d'un fongus tuberculeux du testicule. Cet homme qui était sorti guéri est rentré dans le service il y a quelque temps pour un *rétrécissement de l'urètre :* il était phtisique et a succombé ces jours derniers.

Nous avons trouvé des tubercules nombreux dans le poumon, l'intestin, le rein gauche ; *l'urètre en est couvert ;* la vessie offre de larges ulcères tuberculeux; la prostate est complètement détruite et changée en une vaste poche membraneuse, tapissée de substance tuberculeuse; le canal de l'urètre présente quelques granulations jaunâtres superficielles. Du côté du testicule, on trouve la cicatrice de l'opération et, autour, des traces de fistules guéries spontanément; l'injection des canaux déférents n'est pa possible; la tunique vaginale est épaissie; la queue de l'épididyme a disparu; l'extrémité du canal déférent est adhérente à la cicatrice ; le testicule est sain, le corps de l'épididyme est jaune ou plutôt parsemé de granulations jaunâtres; le canal déférent de l'autre côté est oblitéré, les vésicules le sont aussi ; le rétrécissement de l'urètre n'était, d'ailleurs, que symptomatique de l'affection tuberculeuse et *produit par un amas de tubercules au niveau de la région membraneuse.*

## OBSERVATION XII (résumée).

(Thèse de Dufour, Paris, 1854, obs. VI).

Klettlinger, boucher, âgé de trente-quatre ans, entré le 12 avril 1853 à l'hôpital du Midi, service de M. Ricord, mort le 27 juin 1853, salle 3, n° 4.

Ce malade, affecté d'une hydrocèle vaginale double, vient à l'hôpital pour *un rétrécissement urétral* avec un suintement purulent datant de loin. Dès le méat de l'urètre, on sent déjà des obstacles, même avec une bougie très fine, et il semble qu'il y en ait dans tout le trajet de l'urètre ; on sent la bougie serrée et à chaque pas, elle rencontre de nouveaux obstacles.

Le malade a le ventre météorisé. Pas de fièvre. L'auscultation thoracique ne nous présente rien de bien marqué, seulement un peu de matité relative, à droite en arrière et quelques râles muqueux peu abondants. Le malade ne donne que des renseignements très incomplets sur ses antécédents. Dans les premiers temps du séjour à l'hôpital, on s'occupa de rétablir par la dilatation graduelle, le calibre de l'urètre, et on arriva à passer très facilement une bougie du n° 10 à 12. L'état général sembla reprendre un peu mais ce ne fut que momentanément, cependant la miction devient plus facile De temps en temps il a quelques vomissements.

Pendant tout le dernier mois, ces vomissements augmentèrent et devinrent quotidiens, à la fois bilieux et alimentaires. Les urines qui furent toujours très peu purulentes et nullement catarrhales, furent toujours sanguinolentes pendant le dernier mois.

Amaigrissement fait des progrès. Mort. L'urètre était toujours resté suffisamment libre.

*Autopsie.* — Cerveau sain. Pas d'épanchement thoracique. Poumons : le gauche présente un grand nombre de tubercules miliaires crus et disséminés dans tout le parenchyme ; le poumon droit présente la même altération tuberculeuse. Péritonite tuberculeuse. Rien à l'estomac, rien aux intestins. Rein gauche volumineux présente plusieurs tubercules du parenchyme. Rien au bassinet, ni à l'uretère.

L'autre rein très petit, présente quelques tubercules crus, rien à l'uretère. Vessie petite, étouffée sous les fausses membranes tuberculeuses du cul-de-sac recto-vésical Au trigone vésical nombreuses granulations tuberculeuses sous muqueuses, *toute la muqueuse urétrale est parsemée de tubercules étendus sous l'épithélium.* A la région prostatique, on trouve plusieurs orifices larges conduisant dans des foyers tuberculeux plus ou moins ramollis de la prostate ou des vésicules séminales ; la prostate n'est pas augmentée de volume, mais contient plusieurs masses tuberculeuses crues et ramollies. Les deux vésicules séminales en contiennent aussi et ont doublé à peu près de volume. Le liquide des hydrocèles est normal, rien aux corps des testicules ; induration fibreuse du tissu cellulaire péri-épididymaire et des épididymes, mais sans tubercules.

## CHAPITRE III

### ANATOMIE PATHOLOGIQUE

Au point de vue qui nous intéresse, les observations ci-dessus ne sont pas toutes très complètes. Plusieurs même ne font que signaler le rétrécissement. Néanmoins elles sont suffisantes pour nous permettre de décrire les principaux caractères du rétrécissement tuberculeux de l'urètre.

**Siège.** — Les rétrécissements tuberculeux peuvent s'observer sur tout le trajet de l'urètre et même dans la région prostatique (obs. VI et VIII), contrairement aux rétrécissements blennorragiques qui, on l'admet aujourd'hui, malgré Ricord et Leroy d'Etioles, n'existent que dans l'urètre spongieux.

Cette localisation dans la région prostatique s'explique facilement, d'après Ahrens, par des considérations anatomiques. En effet, la prostate est un point de rencontre commun pour l'appareil génital et pour l'appareil urinaire, aussi de par cette situation et de par sa structure histologique elle est facilement exposée à l'infection. Dans la tuberculose genito-urinaire, elle est presque toujours atteinte, souvent même elle présente les altérations pathologiques les plus avancées.

C'est ainsi que Simmonds, sur quatorze autopsies de tuberculose génito-urinaire, a trouvé douze fois la prostate atteinte, Crzywicky quatorze fois sur quinze autopsies.

Plus souvent le rétrécissement siège dans l'urètre bulbo-membraneux (obs. II, III, VII, X, XI). Ce devrait même être le siège de prédilection du rétrécissement tuberculeux, si l'on adoptait les idées d'Englisch[1] pour qui le point de départ de l'urétrite tuberculeuse est presque toujours dans les glandes de Cowper.

Mais si nous nous en rapportons à nos observations, nous voyons qu'en réalité le rétrécissement tuberculeux siège aussi souvent sur l'urètre pénien (obs. I, IV, V, VII, IX et XII). Nous constatons en même temps que, dans la plupart de ces cas, il y a plusieurs rétrécissements (obs. I, IV, V. VII, XII), et que, la plupart du temps aussi, ils sont le résultat de la guérison cicatricielle d'ulcérations tuberculeuses.

**Forme.** — Au point de vue de la forme du rétrécissement, presque toutes nos observations sont muettes. La surface du rétrécissement ne paraît pas lisse, mais plutôt rugueuse comme on l'a constaté dans l'observation II. Il y a également lieu de penser que le rétrécissement n'a pas généralement un calibre uniforme, puisqu'il résulte souvent de cicatricules d'ulcérations tuberculeuses ou de la présence d'un tubercule n'occupant qu'une seule paroi du canal.

[1] Englisch, *Allgemeine Wiener med. Zeitung*, 1891.

Quant au calibre même du rétrécissement, il n'est pas possible de donner des chiffres exacts. Nous voyons que tous les degrés de rétrécissement peuvent se rencontrer dans les sténoses tuberculeuses de l'urètre, depuis une diminution de calibre à peine appréciable et ne donnant lieu à aucun trouble de la miction, jusqu'à la stricture serrée presque jusqu'au point d'obturer totalement la lumière du canal et d'amener une rétention complète d'urine, comme dans l'observation de Stone. Assez souvent cependant on a affaire à un rétrécissement large ne se manifestant pas cliniquement, et passant inaperçu, si l'on ne fait pas l'exploration interne de l'urètre.

**Longueur**. — Il nous est impossible de donner des détails exacts sur la longueur de la stricture. Dans une seule de nos observations, l'observation II, la longueur a été mentionnée, elle était exactement de 28 millimètres. Il est probable que cette longueur varie suivant le temps qu'a mis la lésion à évoluer, et suivant la modalité du processus qui a engendré le rétrécissement, mécanisme cicatriciel, sclérose primitive ou envahissement de la paroi urétrale par des fongosités.

**Nombre**. — Tandis que le rétrécissement blennorragique est généralement multiple, le rétrécissement tuberculeux semble, au moins dans la moitié des cas, (obs. II, III, VI, VIII, IX, XI) être unique. Dans les observations où sont notées des strictures multiples (obs. I, IV, V, VII, X et XII), il s'agissait presque toujours de rétrécissement dus à des cicatrices d'ulcérations tuberculeuses. La tuberculose fibreuse primitive et la forme fongeuse semblent produire le plus souvent un rétrécissement unique.

**Structure.** — Quel que soit le nombre des sténoses tuberculeuses de l'urètre, leur mode de formation est presque toujours le même. Il se ramène à deux types essentiels : le type scléreux où la diminution de calibre du canal est due à la rétraction de la paroi, rétraction qui peut être primitive ou cicatricielle, le type hypertrophique où cette diminution est au contraire produite par une saillie néoplasique constituée par des fongosités obturant plus ou moins la lumière du canal. Ces deux types peuvent d'ailleurs coexister.

*Forme scléreuse.* — Lorsque le rétrécissement reconnaît pour cause primordiale la production de tissu fibreux, ce qui frappe à l'examen du point sténosé c'est l'induration générale de la paroi urétrale et des tissus périurétraux. Ainsi, dans l'observation I, « on trouvait une induration des tissus au pourtour du canal » ; dans l'observation II, « la portion rétrécie est rugueuse » ; dans l'observation V, « le canal est dur, presque moniliforme » ; dans l'observation III, « le bulbe est gros, induré, la muqueuse uréthrale épaissie »; dans l'observation IX, on « trouve sur la paroi inférieure de l'urètre un noyau dur, scléreux » ; enfin dans l'observation XII, la sonde passant à travers les fistules, « rencontre au niveau de l'urètre postérieur des parties indurées ».

*Forme par ulcération fongueuse.* — Dans cette forme, ce n'est plus de l'induration que l'on trouve, mais une sorte d'empâtement, de résistance mollasse, de pseudo-fluctuation. Ainsi la malade de l'observation IV présentait un pénis « en battant de cloche qui donnait à la palpation une sensation de fluctuation ». « Le tissu spongieux périurétral était dans toute la région complétement envahi par les fongosités qui s'étaient substituées à lui. Le canal était représenté par une muqueuse ulcérée, tomenteuse, d'un rouge vineux, très friable. »

Pour établir indiscutablement ces diverses formes de retrécissements tuberculeux de l'urètre, il nous resterait à en étudier l'histologie pathologique. Malheureusement nous manquons sur ce sujet de données précises. Dans nos observations où l'examen microscopique a été fait, on s'est borné à mentionner l'existence de cellules géantes et de follicules tuberculeux.

**Lésions en amont.** — De même que dans le rétrécissement blennorragique, en amont de tout rétrécissement tuberculeux lorsque la stricture est assez étroite, le canal est dilaté et cette dilatation finit même par s'étendre jusqu'au col vésical lui-même. Nous en voyons un exemple dans l'observation III, où « immédiatement en arrière du rétrécissement, l'urètre dilaté permettait l'introduction du petit doigt dans la vessie. »

**Lésions du voisinage.** — Quel que soit le siège initial du tubercule primitif, le rétrécissement tuberculeux s'accompagne à peu près toujours de lésions de voisinage de même nature. La prostate, les testicules, les vésicules séminales et la vessie sont rarement indemnes. Même d'une façon générale les lésions sont déjà très avancées lorsque survient le rétrécissement. Le périnée est couvert de fistules par lesquelles sourd l'urine, leurs orifices avec des granulations insérées sur des bourgeons peu colorés sont souvent caractéristiques.

De la fistule partent en tous sens des canaux sur lesquels se branchent des cavités plus vastes, tapissées de fongosités, remplies de pus granuleux.

La région périnéale, les fosses ischio-rectales peuvent être envahies dans toute leur étendue.

Autour de l'urètre des traînées de fongosités dissèquent les espaces celluleux, envahissent la muqueuse et les corps spongieux. Elles déterminent même parfois dans la région pénienne des ouvertures intra-urétrales et cutanées. Un fait remarquable, c'est que souvent les corps caverneux sont respectés.

Ainsi, on les trouve indemnes dans les quatorze observations de la thèse de Barbet.

Aussi l'auteur s'en étonne-t-il, d'autant plus « que la structure des corps caverneux, analogue au point de vue histologique, à celle du bulbe de l'urètre, n'explique pas cette indemnité vis-à-vis des localisations bacillaires. Cette lésion est donc très rare, mais elle peut se rencontrer quelquefois, témoin l'observation de Dolbeau[1] et l'observation de M. Berard (obs. II).

Quant aux lésions de l'urètre proprement dit, au

[1] *Bull. Soc. anat.*, Paris, 1889.

voisinage du rétrécissement, Crzywicky admet trois formes de tuberculose :

1° La tuberculose à granulations miliaires;

2° La tuberculose à ulcérations;

3° La tuberculose diphtéroïde ou caséeuse.

Mais, comme le fait remarquer Barbet, il semble inutile de faire cette distinction de formes qui répondent à des âges différents du tubercule.

« Le gland comme l'urètre, dit Michaud, peut être le siège de lésions qui peuvent passer par toutes les phases d'évolution des produits tuberculeux, partant de la granulation, pour arriver à l'ulcération et à la caverne. »

**Autres lésions tuberculeuses.** — Nous avons vu que lorsque la tuberculose avait amené un rétrécissement de l'urètre, elle avait déjà presque toujours lésé quelque autre partie de l'appareil génito-urinaire. Mais là ne se bornent pas toujours ses manifestations, et souvent elle s'attaque en même temps à d'autres organes.

Ainsi, le malade de M. Bérard, observation II, avait déjà bien avant l'apparition de son urétrite tuberculeuse subi « une série de poussées de tuberculose locale : adénite sus-claviculaire droite, fistule à l'anus ». Le malade de MM. Poncet et Delore (obs. III), présentait une ankylose du poignet gauche, résultant d'une ancienne arthrite. Quelque temps après l'apparition de son urétrite tuberculeuse, le malade de M. Poncet (obs. IV) présenta une ulcération tuberculeuse de la cuisse droite. Dans le cas d'Ahrens (obs. VI) coexistait une coxalgie. Enfin, le malade de l'observation XII présentait de la péritonite bacillaire.

Mais l'organe le plus souvent atteint est naturellement le poumon. Le fait a été expressément noté dans la moitié de nos observations (obs. II, III, IV, VI, IX et XII). Certes, si l'on admettait strictement la loi de Louis, le poumon devrait être toujours lésé. Mais il peut être indemne et nous voyons plusieurs observateurs ne trouver aucune lésion pulmonaire malgré l'auscultation la plus attentive.

---

# CHAPITRE IV

## ÉTIOLOGIE. — PATHOGÉNIE

L'étude anatomo-pathologique nous a montré que les rétrécissements tuberculeux de l'urètre reconnaissaient pour cause, soit l'envahissement de la paroi urétrale par des fougosités, soit la sclérose, forme de beaucoup la plus fréquente et pouvant d'ailleurs être primitive ou cicatricielle.

Qu'elle soit primitive ou secondaire à la cicatrisation d'une ancienne ulcération, la sclérose tuberculeuse de l'urètre est toujours un fait rare. De là, le peu de fréquence des rétrécissements tuberculeux dont nous n'avons pu trouver que douze cas.

C'est que la tuberculose a le plus souvent une tendance ulcéreuse, destructive. N'est-on même pas allé jusqu'à nier la guérison des ulcérations bacillaires? Aujourd'hui cependant on admet avec Hérard, Cornil et Hanot[3] que « l'anatomie pathologique a montré que le tubercule sous toutes ses formes, à toutes les périodes de son évolution, est susceptible de guérir ».

Ainsi donc les ulcérations tuberculeuses de l'urètre peuvent guérir et cette guérison s'effectue par cicatrice

[1] Hérard, Cornil et Haust, *La phtisie pulmonaire*, 1888, p. 64.

scléreuse. On peut même constater, *de visu*, cette cicatrisation lorsque les ulcérations siègent sur le méat ou à son voisinage et, alors aussi, on peut observer le rétrécissement du méat par la rétraction cicatricielle qu'elles entraînent comme dans le cas déjà cité d'Hermann.

Mais ce n'est pas seulement la rareté de l'évolution cicatricielle de ces ulcérations qui est la cause des rétrécissements de l'urètre. C'est aussi parce que nombre d'ulcérations bacillaires sont de trop minimes dimensions pour amener par leur cicatrisation un rétrécissement appréciable. C'est enfin parce que la tuberculose de l'urètre est elle-même une lésion assez rare, ce qui s'explique par la constitution anatomique de la muqueuse urétrale, muqueuse revêtue d'un épithélium pavimenteux stratifié et, partant, très peu vulnérable à l'instar des muqueuses semblables des cavités buccale et pharyngienne.

Quelquefois le processus scléreux, cause du rétrécissement, n'est point dû à la cicatrisation d'ulcération tuberculeuse, il est primitif. Dans ces cas, il résulte de la tendance scléreuse du tubercule de l'urètre l'emportant sur sa tendance le plus habituellement destructive. C'est alors un tissu scléreux de défense autour d'un follicule tuberculeux.

Mais le rétrécissement tuberculeux de l'urètre n'est pas toujours dû à la sclérose des parois de ce canal, il peut se produire par un second mécanisme, l'ulcération fongueuse. On voit alors des fongosités mollasses envahir totalement le tissu spongieux péri-urétral et considérablement rétrécir le calibre de l'urètre comme dans l'observation III. C'est là toutefois un processus assez rare.

Enfin, les sténoses tuberculeuses de l'urètre peuvent être consécutives à la sclérose inflammatoire qui se produit au contact de la paroi scléreuse d'un abcès froid de voisinage. Il s'agit alors d'une simple réaction purement inflammatoire sans envahissement par le bacille de Koch. Tel était le cas de M. Bérard (obs. II), où le rétrécissement était dû à l'induration du canal urétral au voisinage de la paroi scléreuse d'un abcès froid qui siégeait dans le corps caverneux droit.

En résumé, processus scléreux secondaire ou primitif, processus par ulcération fongueuse, processus par abcès froid pariétal avec réaction de voisinage, tels sont les trois mécanismes principaux par lesquels la tuberculose peut, à elle seule, produire le rétrécissement tuberculeux de l'urètre. Mais n'y aurait-il pas lieu de se demander si quelquefois le gonocoque n'est pas en cause et quel a été son rôle. En effet, dans trois de nos observations on note une blennorragie dans les antécédents du malade.

Ce fait indique-t-il que le gonocoque crée un lieu de moindre résistance et ouvre une porte d'entrée aux bacilles de Koch? Montre-t-il seulement que le rétrécissement blennorragique peut évoluer pour son propre compte à côté de lésions bacillaires étendues ? Il est difficile de répondre. Cependant, ces trois cas sembleraient faire pencher vers la première opinion. De fait, dans le premier cas (obs. III), le malade présentait, trois ans avant tout symptôme de rétrécissement, de multiples lésions tuberculeuses de l'appareil génito-urinaire, épididymite, abcès et fistules du périnée. Dans le second cas (obs. VIII), la tuberculose génito-urinaire semble, il est vrai, avoir débuté en même temps, ou plutôt après les symptômes de rétrécissement, mais la localisation de la stricture au niveau de la région prostatique n'est-elle pas en faveur de la tuberculose plutôt que de la blennorragie ?

En somme, à la suite d'une blennorragie l'urètre deviendrait plus vulnérable et se laisserait envahir plus facilement par le bacille de Koch.

Il se passerait dans l'urètre ce qui se passe dans les articulations où nous voyons souvent une arthrite tuberculeuse succéder à une arthrite blennorragique.

Comme le laisse entendre Nocker dans sa thèse, la blessure du canal par la blennorragie serait la porte d'entrée du bacille, elle pourrait servir d'amorce à la lésion spécifique et l'on trouverait là une vérification des faits signalés par Hanot[1] dans sa thèse sur les rapports de l'inflammation et de la tuberculose. C'est alors que l'on voit les symptômes de l'infection primitive faire place peu à peu à des accidents chroniques et l'on suit ainsi le passage de l'affection blennorragique à l'affection tuberculeuse. Ainsi le fait n'est-il pas évident dans le cas de Michaud (obs. XI) où, « depuis la dernière blennorragie, le malade n'a cessé de présenter un écoulement muco-purulent, visqueux, rebelle à tout traitement » ? En même temps apparaissent des difficultés de la miction qui reste indolore et l'on ne tarde pas à percevoir, en palpant le canal, un noyau

[1] Haust, thèse d'agrégation, Paris, 1883.

dur, constitué par un tubercule de l'urètre, comme l'autopsie le démontra.

La blennorragie augmenterait donc ainsi la vulnérabilité de l'urètre qui, normalement, offre beaucoup de résistance à la pénétration du bacille de Koch dans son épaisseur, de l'avis même des auteurs qui,, avec Verneuil, Fernet et Blandini, admettent l'infection ascendante de l'épididyme par le canal de l'urètre dans la tuberculose génitale de l'homme.

Aussi la tuberculose primitive de l'urètre est-elle fort rare et la lésion profonde, celle qui cause le rétrécissement n'est ordinairement qu'un épiphénomène terminal dans les formes graves de tuberculose génito-urinaire qui ont déjà ulcéré largement le plancher de la vessie et les conduits lobulaires de la prostate.

D'ailleurs les auteurs sont loin de s'accorder sur la marche de la tuberculose dans les organes génito-urinaires.

Schmidtlein admet une forme descendante provenant du rein et une forme ascendante venant de l'épididyme le plus souvent.

Pour Cayla « l'infection bacillaire suit le courant de l'urine et remonte le cours du sperme ». De la prostate le processus envahit les vésicules séminales, le canal déférent, l'épididyme et le testicule.

Conheim, Verneuil, Fernet admettent la tuberculose primitive de l'urètre par inoculation directe de la femme à l'homme pendant le coït.

Dans tous les cas l'urètre peut être atteint et on le comprend aisément, que les produits de désintégration tuberculeuse entraînés par l'urine aient infecté successivement les bassinets, les uretères et la vessie, que le processus ait débuté par la prostate ou que, de l'épididyme, il ait gagné le canal déférent, les vésicules séminales et la prostate.

Mais si la tuberculose secondaire de l'urètre est la forme la plus fréquente, on en observe pas moins quelquefois des cas de tuberculose primitive. Pour les expliquer, certains auteurs, Conheim, Verneuil, Fernet ont incriminé le coït. Mais c'est une origine bien discutée, car il n'existe pas encore d'observations bien démonstratives.

Plus certains sont les cas d'inoculation directe à la suite de circoncision suivie d'hémostase buccale. La thèse de Nocker en renferme plusieurs exemples indiscutables.

Enfin, d'autres auteurs admettent avec Kraske que l'affection a pu venir se greffer sur l'urètre par la voie sanguine.

Mais même dans tous ces cas de tuberculose primitive de l'urètre, où la muqueuse semble avoir été atteinte en premier lieu, l'infiltration bacillaire ne tarde pas à gagner le tissu spongieux, justifiant ainsi le terme de périurétrite employé par Englisch.

Dans les cas de tuberculose secondaire, au contraire, la marche des lésions serait inverse. L'infection s'effectuerait par envahissement primitif des tissus sous-muqueux. La périurétrite précéderait l'urétrite.

Qu'elle soit primitive ou secondaire, la tuberculose de l'urètre est bien plus fréquente chez l'homme que chez la femme. D'après Ahrens, on ne connaît que quatre cas chez cette dernière. Nous n'avons pas trouvé d'observation constatant de rétrécissements tuberculeux de l'urètre féminin, et nous ne pouvons pas considérer comme tel le cas d'Hermann où de petites granulations tuberculeuses avaient amené une atrésie du méat.

Le rétrécissement tuberculeux s'observe surtout à l'âge moyen de la vie, mais il n'est pas possible d'être très précis à ce sujet. Parmi nos observations, le plus jeune malade avait moins de douze ans, le plus âgé avait cinquante-sept ans.

---

# CHAPITRE V

## SYMPTOMES — DIAGNOSTIC

Le rétrécissement tuberculeux de l'urètre se traduit par des symptômes variables et bien moins accusés que les rétrécissements traumatiques ou blennorragiques. Cela s'explique aisément. Presque toujours, en effet, les coarctations tuberculeuses de l'urètre s'établissent insidieusement, précédées depuis longtemps par d'autres lésions dont les symptômes dominent le tableau clinique et font quelquefois passer le rétrécissement inaperçu.

Cela d'autant plus facilement que, souvent, l'on a affaire à des rétrécissements larges n'occasionnant pas une grande gêne de la miction.

Habituellement le rétrécissement succède à une urétrite tuberculeuse qui se traduit par un écoulement purulent peu abondant, mais d'une ténacité désespérante.

Cette BLENNORRHÉE est peut-être la règle dans la tuberculose de l'urètre comme les rhumes dans la tuberculose pulmonaire. De fait, nous la voyons notée dans la majorité de nos observations. Ce qui fait que ces blennorrhées symptomatiques ont quelquefois passé inaperçues, c'est qu'on les prend le plus souvent pour des blennorragies virulentes.

Ce n'est qu'en poussant l'interrogatoire plus loin qu'on s'aperçoit que ces prétendues blennorragies n'en présentent nullement les caractères. Ce qui les en distingue surtout, c'est le peu de douleur dont elles sont accompagnées.

Ces écoulements apparaissent sous l'influence des causes les plus insignifiantes : les excès de coït, les abus de liqueurs alcooliques et plus particulièrement de la bière, les voyages.

Ils disparaissent de même en peu de temps sous l'influence des traitements les plus innocents ou de traitements qui seraient même nuisibles si l'on avait affaire à des blennorragies véritables.

A cette période de l'urétrite tuberculeuse, « le malade, dit Englisch, ne se trouve pas gêné par sa lésion, car si le col de la vessie n'est pas atteint, il n'y a pas de difficulté de la miction et il ne s'aperçoit de son état que parce que son linge est taché de pus. »

Mais si ces blennorrhées sont peu douloureuses, elles sont en revanche très sensibles aux cathéterismes qui, fréquemment alors, provoquent des hématuries.

Les hématuries peuvent d'ailleurs survenir sans cause d'irritation mécanique et n'être qu'un phénomène de développement du tubercule. Dans ce cas, elles sont précoces, analogues à l' « hémoptysie vésicale » des cystites tuberculeuses. Généralement ce sont quelques stries sanglantes teintant les dernières gouttes. Ainsi le malade M. Bérard (obs. II) constata de légers filets de sang dans l'urine bien avant l'apparition de sa blennorrhée tuberculeuse.

Dans l'observation d'Ahrens (obs. VI), nous voyons l'hématurie apparaître en même temps que les premiers phénomènes urinaires et persister pendant trois mois, toujours avant l'écoulement purulent. De même l'hématurie est encore notée par Stone (obs. VII).

Longtemps après l'apparition de ces deux premiers symptômes : blennorrhée, hématurie, les mictions commencent à devenir plus fréquentes et à prendre un caractère douloureux. Nous voyons, en effet, dans plusieurs de nos observations le malade avoir depuis quelques mois ou quelques années, de la pollakiurie avec sensation de brûlure dans l'urètre.

Mais ces deux signes ne sont pas constants et il ne peuvent fournir que des présomptions sur l'existence et le degré du rétrécissement. Ils peuvent simplement révéler le développement des ulcérations urétrales et le plus souvent, ce sont des phénomènes d'ordre vésical, indice de la congestion ou de la tuberculisation de la vessie. Dans le cas ou la douleur en urinant indiquerait simplement l'existence d'ulcérations de l'urètre pénien, il sera facile de s'en rendre compte par la pression qui sera douloureuse au niveau des points lésés. D'ailleurs ces deux symptômes, fréquence et douleurs des mictions, font souvent défaut. c'est que souvent aussi on a affaire à des rétrécissements larges qui ne se traduisent par aucun signe clinique.

Si le rétrécissement est suffisament serré il commencera à se manifester par de la difficulté de la miction. Cette gêne dans l'émission des urines fait que, assez souvent, le malade en « arrive à se sonder lui-même » comme on l'a remarqué dans plusieurs de nos observations.

Le jet présente alors des modifications de forme, de débit, de portée. Ainsi le malade de M. le professeur Pollosson (obs. V) avait « une grande peine à uriner, le jet sortait en tire-bouchon, mais avait pourtant une portée de 50 centimètres » — Ahrens (obs. VI) note que peu à peu chez son malade, « le jet devenait plus mince et plus ferme. » De même, dans le cas de Michaud, « le jet était petit et irrégulier. »

Cette modification du jet est sans doute un symptôme d'une grande valeur, mais il ne saurait donner un renseignement décisif sur la nature et le siège de la lésion. Comme on l'a dit, c'est moins l'état du tuyau que la forme de l'embout qui influent sur l'aspect de la veine liquide émise et si le malade de M. le professeur Pollosson présentait un jet « en tire-bouchon » c'était moins peut-être à cause des strictures multiples de son urètre pénien que de son atrésie du méat.

Nous ferons les mêmes réserves sur la valeur diagnostique de la « portée » du jet qui dépend avant tout de la compensation vésicale. Comme l'a dit Guyon, on pisse avec sa vessie et non avec son urètre. Or, dans la tuberculose urétrale, la vessie est presque constamment atteinte en même temps, partant son énergie contractile est amoindrie et l'on ne pourrait pas en pareil cas conclure d'une diminution de la portée du jet à l'existence d'un rétrécissement.

Y a-t-il des troubles de l'éjaculation ? C'est probable, mais nous ne pouvons pas l'affirmer, le fait n'ayant pas été noté dans nos observations.

L'incontinence peut faire partie de la symptomatologie du rétrécissement tuberculeux. Il arrivait souvent au malade de Ricord (obs. VIII) « de ne pas pouvoir uriner après de longs et pénibles efforts, puis l'urine s'écoulait involontairement et goutte à goutte dans son pantalon ». C'est que dans ce cas la fonte purulente des tubercules de la prostate et de l'urètre avait formé une vaste caverne toujours remplie d'urine, le col vésical avait été envahi et il ne pouvait plus remplir ses fonctions de sphincter. D'ailleurs, comme M. le professeur Poncet l'a noté chez un de ses malades (obs. III), en amont du rétrécissement tuberculeux le canal peut-être dilaté, former ampoule, la distension s'étendre au col vésical et le paralyser. Tel était le cas du malade d'Ahrens, il avait pendant les derniers temps de sa vie présenté un écoulement continu de l'urine par gouttes et, à l'autopsie, on trouva l'urètre postérieur dilaté.

Mais c'est là en somme un fait assez rare, puisque nous ne le voyons noté que chez ces deux malades.

Aussi rare paraît être la rétention d'urine ; nous ne la voyons signalée que par Stone (obs. VII).

Ainsi donc le rétrécissement tuberculeux de l'urètre se manifeste rarement d'une façon bruyante, souvent peut passer inaperçu ou n'être découvert que par l'exploration interne de l'urètre avec l'explorateur à boule olivaire. Aussi est-il difficile de préciser la date du début de la formation du rétrécissement, celui-ci ne semble se former que lentement. Ainsi le malade de M. Pollosson (obs. V) avait depuis l'âge de quinze ans des symptômes d'urétrite tuberculeuse et ce n'est que vers l'âge de quarante-huit ans qu'il crut constater en se sondant des parties rétrécies dans son canal.

Bien plus, la sténose tuberculeuse n'ayant pas de signe clinique, on l'a souvent confondue avec le rétrécissement blennorragique. De fait, ne voyons-nous pas, dans la plupart de nos observations, les auteurs croire à un rétrécissement blennorragique et ne reconnaître qu'à l'autopsie la nature bacillaire de la sténose.

Cependant, le diagnostic est facile, il suffit d'y songer. Il faut, en premier lieu, attacher une grande importance à la connaissance des antécédents du malade. L'absence de traumatisme du périnée fera écarter l'idée d'une sténose traumatique qui, en pareil cas, eût été précoce et rapidement serrée.

Les rétrécissements cicatriciels consécutifs à une ulcération chancrelleuse ou au développement d'un chancre syphilitique ont des caractères nets qui permettent de les différencier des sténoses tuberculeuses. Les cicatrices du chancre mou occupent le méat et la fosse naviculaire, elles ne dépassent qu'exceptionnellement les trois premiers centimètres de l'urètre. Les rétrécissements, qui succèdent au chancre syphilitique, ne dépassent pas non plus la fosse naviculaire. De plus, on est vite prévenu par le développement de lésions consécutives (ganglions inguinaux, accidents secondaires).

De même, l'absence de chaudepisse éloignera l'idée d'un rétrécissement blennorragique. A ce propos, on ne confondra pas avec l'urétrite gonococcienne la blennorrhée tuberculeuse. Cette dernière n'est pas aussi manifestement cyclique, mais surtout elle est indolore et l'examen microscopique n'y révèle pas de gonocoques, quelquefois il peut y déceler la présence de bacilles de Koch, mais assez rarement et seulement à la période terminale, comme l'a démontré Englisch. Pour ce dernier auteur, la nature de la sécrétion tuberculeuse serait plus liquide et plus granuleuse. Enfin, l'âge quelquefois, plus souvent les anamnestiques au sujet de la contagion possible par un coït aideront à trancher le diagnostic.

Mais le malade aurait-il eu une blennorragie, on ne devra pas pour cela rejeter complètement l'idée d'une sténose tuberculeuse, ainsi que nous l'avons vu dans trois de nos observations (III, VIII et IX).

Souvent le malade présente dans ses antécédents héréditaires ou dans son histoire antérieure quelque tare tuberculeuse ; rarement il est indemne de toute tuberculisation.

Son aspect extérieur seul fait déjà penser à la tuberculose et presque tous les observateurs insistent sur « l'aspect chétif, misérable » de leur malade qui est « peu musclé, en état de misère physiologique profonde, pâle, amaigri, très affaibli, de faible constitution », etc., etc.

Vient-on ensuite à examiner complètement l'appareil génito-urinaire ? On trouvera à peu près toujours d'autres lésions bacillaires, qu'elles siègent sur l'épididyme, la prostate, les vésicules séminales, la vessie ou les reins. Quelquefois même on trouvera déjà de vastes abcès du périnée remplis d'un pus granuleux, dont l'examen microscopique révèlera la nature tuberculeuse, souvent aussi ces abcès auront donné lieu à des fistules dont les orifices, avec des granulations insérées sur des bourgeons peu colorés, seront souvent caractéristiques.

Quelquefois même on observera, sur le gland et le méat, des ulcérations typiques, indice de la présence d'autres ulcérations dans la profondeur du canal. C'est ainsi que dans l'observation de Michaud (obs. IX), « elles furent pour ainsi dire la signature de la maladie s'imprimant au dehors après avoir évolué silencieusement dans les organes profonds ». Ces ulcérations apparaissent avec les bords polycycliques, à fond inégal, fougueux, donnant lieu à un écoulement peu abondant, blanchâtre, visqueux. On distinguera ces ulcérations du chancre mou par l'insuccès des auto-inoculations. Dans certains cas, la découverte des bacilles de Koch dans le pus qui suinte de ces points ulcérés tranchera définitivement le diagnostic.

Enfin quelquefois, surtout dans les cas où le rétrécissement siègera dans la région pénienne, on aura en même temps de la péri-métrite qui se traduira par un empâtement de la verge. Tel le malade de M. le professeur Poncet qui présentait un pénis en battant de la cloche donnant en plusieurs points une sensation de légère fluctuation, indice de foyers caséeux. Dans ces cas on pourrait songer à un chancre induré, à un phlegmon péri-urétral blennoragique ou même à un cancer primitif de l'urètre. L'absence d'infection par le coït, la lenteur de l'évolution, l'absence de signes généraux violents et de fièvre permettront d'éliminer les deux premières hypothèses. Le diagnostic avec l'épithélioma primitif de l'urètre sera plus difficile. Ce dernier en effet peut, lui aussi, amener des sténoses urétrales (Wassermann[1].) Toutefois ces sténoses ont un caractère tout spécial, elles sont à peu près toujours suivies d'une cavité rétro-stricturale due à la destruction des parois du canal par la tumeur maligne.

Après avoir franchi le rétrécissement, le bec de la sonde tombe brusquement dans une cavité et presque constamment aussi le passage de la sonde provoque une urétrorragie, ce qui est moins fréquent dans la tuberculose. Dans le cancer on peut également avoir un écoulement mais, c'est un écoulement séreux, sanieux, d'une odeur fétide, *sui generis*, l'odeur épithéliale. De plus, dans cet écoulement on peut trouver les éléments histologiques, les cellules épithéliales, caractéristiques du cancroïde.

Comme dans la tuberculose encore, on peut dans le cancer de l'urètre avoir des fistules au périnée, mais dans le cancer ces fistules sont entourées de bourgeons rouges saignant au moindre contact. Enfin, un signe d'une grande importance, c'est la douleur ; dans la tuberculose elle manque presque toujours ; dans le cancer, au contraire, elle tient toujours la tête des troubles fonctionnels survenant spontanément et sans cause extérieure.

[1] Wassermann., thèse de Paris, 1894-1895, n° 430.

## CHAPITRE VI

### ÉVOLUTION. — COMPLICATIONS. — PRONOSTIC

La marche de l'affection que nous étudions est assez lente et le plus souvent indolore. Mais comme dans tous les rétrécissements de l'urètre en général, elle semble aller en augmentant et ne plus rétrocéder si l'on n'intervient pas, une fois qu'elle est bien constituée et définitivement établie.

La durée de l'affection est longue. C'est une affection chronique dans sa marche comme dans ses allures et ses symptômes. Dans nos observations, cette durée a varié de six mois (obs. IV) à douze ans (obs. V). C'est du moins la durée de l'urétrite bacillaire, car l'époque exacte de l'apparition du rétrécissement n'a presque jamais été notée.

Bien que la maladie évolue lentement, bien que souvent l'on ait affaire à un rétrécissement large et que sa longue durée semble mettre le patient à l'abri d'un danger immédiat, il n'en faut pas conclure que ce danger n'existera jamais.

Et d'abord le rétrécissement ne peut avoir qu'une influence funeste sur l'évolution de la tuberculose génito-urinaire. En mettant obstacle au libre écoulement de l'urine, il en favorise la stagnation et partant la congestion vésicale, la cystite. Les produits tuberculeux des lésions avoisinantes sont plus difficilement éliminés n'étant plus aussi bien balayés par l'urine, et il peut se faire de nouvelles inoculations.

D'ailleurs toutes les complications communes aux rétrécissements blennorragiques et traumatiques peuvent ici survenir. C'est en premier lieu, comme dans l'observation de Stone (obs. VII), la rétention d'urine qui peu à peu devient complète, c'est encore plus fréquemment l'infiltration d'urine avec ses vastes décollements, c'est aussi quelquefois la rupture de la vessie comme chez le malade d'Ahrens (obs. VI).

Et ces complications surviennent ici bien plus fréquemment que dans les cas de rétrécissements traumatiques ou blennorragiques ; ici, en effet, la tuberculose a préparé le terrain, l'urètre est ulcéré, friable, la plupart du temps la prostate est ramollie, creusée de cavernes, de même les vésicules séminales, la vessie également présente presque toujours des granulations ou même déjà des ulcérations. D'ailleurs, et surtout la paroi même des lésions, est infiltrée de bacilles, est tuberculigène, d'où la fréquence des fistules par un processus de tout point identique à celui des lésions tuberculeuses des os.

En un mot, le rétrécissement tuberculeux n'est en général qu'un épiphénomène d'une tuberculisation qui a déjà atteint d'autres parties de l'appareil génito-urinaire ou même d'autres appareils. Ainsi, parmi les douze observations de tuberculose urétrale accompagnée de rétrécissement que nous avons pu recueillir, nous ne voyons pas un seul cas où la tuberculose se soit localisée uniquement sur l'urètre.

C'est là ce qui fait la gravité du pronostic de cette affection, malgré la lenteur de son évolution. De fait, dans trois des cas où la mort est survenue, le malade a succombé cachectique à une tuberculose généralisée (obs. IX, X et XII).

Les autres cas suivis de mort sont ceux d'Ahrens (obs. VI), et de Ricord (obs. VIII).

Dans le premier cas, la terminaison fatale a été amenée par une rupture de la vessie, dans le deuxième par les progrès de la tuberculose génito-urinaire qui avait produit la fonte purulente de l'urètre postérieur, de la prostate et des vésicules séminales, et transformé en une vaste caverne toute la région périnéale comprise entre le rectum et la racine des corps caverneux.

En somme, le pronostic grave déjà du fait seul du rétrécissement, l'est encore davantage du fait de la faible constitution du malade et des autres lésions bacillaires coexistantes.

Cependant, ces deux éléments même qui font toute la gravité du pronostic, c'est-à-dire la sténose et son origine tuberculeuse ne doivent ni l'un ni l'autre être tenus pour incurables. Pour le dernier, la notion bien démontrée aujourd'hui de la possibilité de l'atténuation considérable, sinon de la guérison véritable des infections tuberculeuses placées dans de bonnes conditions hygiéniques, devient ici une donnée singulièrement encourageante. Et quant au premier, si l'on n'est pas en droit d'attendre une guérison spontanée, il faut savoir qu'il cède souvent à une intervention chirurgicale. De fait, ne voyons-nous pas la plupart des malades dont nous avons rapporté l'observation quitter l'hôpital singulièrement améliorés et quelquefois complètement guéris.

Il importe donc d'enrayer le plus tôt possible l'extension de la lésion par un traitement approprié et d'essayer même de la prévenir lorsqu'elle n'est pas encore confirmée.

---

## CHAPITRE VII

### TRAITEMENT

Il semble que l'on puisse essayer de prévenir la production du rétrécissement tuberculeux et instituer un traitement prophylactique. La sténose tuberculeuse de l'urètre, en effet, succède ordinairement à une urétrite bacillaire, presque toujours secondaire à des lésions de même nature des autres parties de l'appareil génito-urinaire, prostate, épididyme ou vessie. Ce sera donc par la guérison de ces lésions primitives que l'on préviendra le rétrécissement.

Puis, lorsque l'urétrite commencera à se manifester par de la blennorrhée, on essaiera d'arrêter sa marche. Malheureusement, cet écoulement n'a pas encore été assez souvent analysé au point de vue du bacille de Koch pour qu'on ait pu chercher une médication méthodique. Le meilleur traitement paraît être celui conseillé par Barbet, c'est-à-dire les injections urétrales avec le sublimé.

Dès ce moment, il faudra instituer un traitement médical. La médication anti-tuberculeuse pourra être utilisée sous toutes ses formes, médicaments proprement dits : arsenic, préparations iodées, cacodylate de soude, mais surtout repos, vie au grand air, séjour à la campagne et suralimentation.

Cette médication d'ailleurs devra également être observée lorsque le rétrécissement tuberculeux sera confirmé, elle sera toujours le complément nécessaire du traitement chirurgical qui, lui, variera suivant le degré du rétrécissement et l'étendue des lésions qui l'accompagnent.

Lorsque le rétrécissement n'est pas trop serré et que l'urètre reste encore perméable aux sondes sans trop de douleur, on se bornera à des cathétérismes évacuateurs et dilatateurs. Nous voyons ce mode de traitement employé dans trois de nos observations (obs. II, VIII et XII), et toujours il a beaucoup soulagé le malade. Ainsi le malade de M. Bérard avait un rétrécissement qui ne permettait pas de dépasser le n° 11 de la filière Charrière. On institua des séances de cathétérisme avec les bougies Béniqué et on put ainsi progresser du n° 17 au n° 22. Mais la dilatation ne put être complétée, le malade ayant voulu sortir. Malgré cela, deux mois après on pouvait passer le n° 16 des bougies Béniqué. Chez les deux autres malades, celui de Ricord (obs. VIII) et celui de Dufour (obs. XIII), la dilatation amena également une notable amélioration en facilitant la miction, mais la mort n'en survint pas moins par suite des progrès de la bacillose.

D'ailleurs, d'une façon générale, la dilatation est un moyen d'action un peu lent, demandant à être continué pendant longtemps, sous peine de n'obtenir aucun résultat. Bien plus, elle n'est pas toujours bien supportée, l'urètre devient très sensible, fait beaucoup souffrir le malade et il peut se produire des hématuries.

Pour ces mêmes raisons, la dilatation rapide ou divulsion devra être rejetée, car elle risque de produire des délabrements dans le canal et de nouveaux lieux de moindre résistance sur lesquels viendra se greffer le bacille.

Nous la voyons employée dans le cas de Stone (obs. VII) où l'on pratiqua sous anesthésie « la divulsion de deux rétrécissements, l'un à 3 pouces du méat, l'autre dans l'urètre profond ». Mais, d'après l'observation le résultat ne semble pas avoir été bien brillant puisque, quinze jours après l'intervention, l'urine continuait encore à passer par la fistule périnéale.

Ainsi donc, qu'elle soit lente ou rapide, la dilatation ne sera que rarement indiquée. Il en sera de même de l'urétrotomie interne. Ce mode de traitement semble réservé aux cas de rétrécissements péniens assez serrés et consécutifs à des cicatrices d'ulcérations bacillaires guéries depuis longtemps et ne s'accompagnant pas d'autres lésions tuberculeuses graves en évolution. Tel était le cas du malade de Nicolas (obs. V) qui sortit, guéri, huit jours après avoir subi l'urétrotomie interne.

Quant à l'urétrotomie externe, nous ne la voyons pratiquer dans aucune de nos observations. Il semble cependant qu'elle trouve ses indications dans les cas de rétrécissement encore limités avec lésions bacillaires en évolution. On pratiquera alors en même temps l'urétrotomie externe et l'urétrectomie, si bien que, du même coup, on supprimera et la lésion bacillaire et la sténose urétrale.

Mais ce sont toujours là des cas exceptionnels, le

plus souvent, en effet, en même temps qu'elle produit le rétrécissement, la tuberculose a déjà exercé ses ravages sur la prostate, les testicules, la vessie. Autour de l'urètre des traînées de fongosités ont envahi les espaces celluleux la muqueuse, les corps spongieux déterminant même dans la région pénienne des ouvertures intra-urétrales. Le périnée est couvert de fistules ; les fosses ischio-rectales sont envahies.

Pour guérir de pareilles lésions à tendance sans cesse progressive, il faut porter la curette sur ces tissus, les enlever et les cautériser largement. Dans ces manœuvres il ne sera guère possible de ménager le canal de l'urètre dont il ne resterait, d'ailleurs, qu'un organe scléreux, sans muqueuse.

C'est alors que semble indiquée l'opération préconisée par M. le professeur Poncet dans la cystite tuberculeuse ; nous voulons parler de la cystostomie sus-pubienne [1]. On la pratiquera surtout dans les cas où la tuberculose à point de départ vésical et prostatique n'aura envahi et ulcéré que tardivement l'urètre. Cette opération supprimera alors les souffrances du malade et assurera le libre écoulement de l'urine.

Mais quand, par exception, les lésions seront limitées chez l'homme au canal de l'urètre dans ses portions antérieures et aux parties molles du périnée et du pénis, on aura recours à l'urétrostomie périnéale, ainsi que l'a conseillé M. le professeur Poncet au Congrès français de chirurgie de 1893.

[1] Ogier, *Traitement de la cystite tuberculeuse* (thèse de Lyon, juin 1892).

On pratiquera donc cette opération dans ces cas après avoir fait une ablation large, un curettage parfait et une cautérisation énergique des foyers bacillaires. Ainsi, il sera permis d'espérer limiter l'extension de la tuberculose aux voies urinaires supérieures, d'améliorer une prostatite bacillaire au début et d'exercer sur l'état général la plus heureuse influence. Nous en avons la preuve dans les deux observations de MM. Poncet et Delore (obs. III et IV). Plus de sept ans après l'opération ces deux urétrostomisés sont en bonne santé. Les lésions de tuberculose locale génito-urinaire ont été radicalement guéries. Les troubles urinaires qui étaient sous leur dépendance ont définitivement disparu. « Nous estimons, dit M. le professeur Poncet, que la création d'un méat au périnée, en mettant le canal au repos et en assurant une évacuation facile aux urines, a contribué pour une large part à arrêter l'évolution des lésions bacillaires. L'état général de ces malades n'a pas été sans subir une heureuse influence de la disparition des foyers d'infection locale. Nous avons revu nous-même ces deux périnéostomisés, leur santé est excellente. »

---

# CONCLUSIONS

I. Il existe un rétrécissement particulier de l'urètre qui se produit sans blennorragie ni traumatisme, sous l'influence seule on prédominante de la tuberculose.

II. Ce rétrécissement se produit par trois mécanismes principaux : la sclérose, l'ulcération fongueuse et l'abcès froid pariétal avec réaction de voisinage.

1° Le processus scléreux peut être primitif ou secondaire :

a) *Primitif*, il est dû à la tendance scléreuse du tubercule de l'urètre, l'emportant sur sa tendance destructive ;

b) *Secondaire*, il résulte des cicatrices d'ulcérations tuberculeuses de l'urètre.

2° Le processus par ulcération fongueuse comprend les rétrécissements que produit l'envahissement de la muqueuse urétrale par les fongosités.

3° Le processus par abcès froid pariétal avec réaction de voisinage comprend les rétrécissements consécutifs à la sclérose inflammatoire qui se produit au contact de la paroi scléreuse d'un abcès froid périnéal.

III. Les rétrécissements tuberculeux peuvent s'observer sur tout le trajet de l'urètre, même dans la région prostatique. Ils peuvent être uniques ou multiples.

IV. Le plus souvent les rétrécissements tuberculeux succèdent à une urétrite bacillaire secondaire elle-même à d'autres lésions de même nature siégeant sur l'appareil génito-urinaire. Ce sont ces lésions et l'allure spéciale de cette urétrite qui permettront de soupçonner la véritable nature de la sténose et de la différencier des rétrécissements blennorragiques. L'urétrite bacillaire est caractérisée par l'absence de douleur et par une marche moins cyclique que l'urétrite gonoccoccienne.

V. Le rétrécissement tuberculeux est une affection rare (nous n'avons pu en recueillir que douze cas.) Cela s'explique par la rareté même de l'urétrite bacillaire et par la tendance le plus généralement destructive et ulcéreuse de la tuberculose.

VI. Ce rétrécissement entraîne toutes les graves conséquences des strictures de l'urètre ; de plus, il est presque toujours accompagné d'autres lésions tuberculeuses de l'appareil génito-urinaire, aussi a-t-il un pronostic grave.

VII. Le traitement variera suivant le degré du rétrécissement et l'étendue des lésions qui l'accompagnent.

Lorsque l'urètre est encore perméable aux sondes

sans trop de douleur, on se bornera à des cathétérismes évacuateurs et dilatateurs.

Lorsque le cathétérisme devient impossible, du fait de la stricture ou du fait des hémorragies et des souffrances qu'il détermine, il est nécessaire de dériver le cours des urines après avoir, si possible, détruit les foyers bacillaires et cautérisé leurs parois.

On aura alors recours dans quelques cas à l'urétrotomie externe, plus souvent à la cystostomie sus-pubienne, surtout dans les cas où la tuberculose, à point de départ vésical et prostatique, n'aura envahi que tardivement l'urètre.

On préférera l'urétrostomie périnéale lorsque, par exception, les lésions seront limitées chez l'homme au canal de l'urètre, dans ses portions antérieures et aux parties molles du périnée et du pénis.

# INDEX BIBLIOGRAPHIQUE

AHRENS, Die Tuberculose der Harurōhre (Beiträge zur klinischen Chirurgie-Tubingen, 1892. Bd. VIII).

CAYLA, De la tuberculose des organes génito-urinaires (thèse de Paris, 1887).

COIGNET, De l'urétrostomie périnéale dans les rétrécissements incurables (thèse de Lyon, 1893).

DOLBEAU, Caverne tuberculeuse de la portion postérieure de l'urètre (Bulletins Société anatomique. Paris, 1859. XXXIV-XXXVI).

DUFOUR, Etude sur la tuberculisation des organes génito-urinaires (thèse de Paris, 1854).

ENGLISCH, Urethritis und Periurethritis Tuberculose (Algemeine Wiener medizinische Zeitung, 1891).

LAPLANCHE, De l'urétrostomie périnéale (thèse de Lyon, décembre, 1899).

MICHAUD, Bulletin de la Société anatomique de Paris, 1887.

NICOLAS, Sur une variété peu connue de rétrécissement pénien (thèse de Lyon, 1890-91).

NOCKER, Ueber Tuberkulose der Uretra (Inaug. Diss. Bonn. 1890).

OGIER, Traitement de la cystite tuberculeuse par la cystostomie sus-pubienne (thèse de Lyon, 1891-92).

A. PONCET, De l'urétrostomie périnéale (Congrès français de chirurgie, 1892 et 1893).

A. PONCET et X. DELORE, Traité de l'urétrostomie périnéale. Paris, 1900.

STONE, Boston medical Journal, 16 août 1888.

THOMPSON, Traité pratique des maladies des voies urinaires. Londres, 1874.

## TABLE DES MATIÈRES





Lyon. — Imp. A. REY, 4, rue Gentil. — 28640

www.ingramcontent.com/pod-product-compliance
Ingram Content Group UK Ltd.
Pitfield, Milton Keynes, MK11 3LW, UK
UKHW020411230726
13925UKWH00004B/1359

9 782014 056266